U0212282

西医中成药合理用药速查丛书　　总主编　何清湖　刘平安

男科中成药用药速查

主　编　周　青　周　兴
副主编　熊　伟　高瑞松　杨华伟　林群芳
编　委　（以姓氏笔画为序）
　　　　王　帅　龙　衍　朱治亚　刘慧英
　　　　李仙福　李波男　杨华伟　吴泳蓉
　　　　闵　杰　张仲楠　林群芳　罗新筠
　　　　周　兴　周　青　贺勇凯　高瑞松
　　　　黄甜甜　盛　文　熊　伟　黎志清

人民卫生出版社

图书在版编目（CIP）数据

男科中成药用药速查 / 周青，周兴主编 . —北京：
人民卫生出版社，2020

（西医中成药合理用药速查丛书）

ISBN 978-7-117-29603-8

Ⅰ. ①男… Ⅱ. ①周…②周… Ⅲ. ①中医男科学 –
中成药 – 用药法 Ⅳ. ①R277.57

中国版本图书馆 CIP 数据核字（2020）第 070830 号

人卫智网	**www.ipmph.com**	医学教育、学术、考试、健康，
		购书智慧智能综合服务平台
人卫官网	**www.pmph.com**	人卫官方资讯发布平台

西医中成药合理用药速查丛书

男科中成药用药速查

主　　编：周　青　周　兴
出版发行：人民卫生出版社（中继线 010-59780011）
地　　址：北京市朝阳区潘家园南里 19 号
邮　　编：100021
E - mail：pmph @ pmph.com
购书热线：010-59787592　010-59787584　010-65264830
印　　刷：三河市尚艺印装有限公司
经　　销：新华书店
开　　本：710×1000　1/16　　印张：10
字　　数：174 千字
版　　次：2020 年 5 月第 1 版　2020 年 5 月第 1 版第 1 次印刷
标准书号：ISBN 978-7-117-29603-8
定　　价：40.00 元

打击盗版举报电话：010-59787491　E-mail：WQ @ pmph.com
质量问题联系电话：010-59787234　E-mail：zhiliang @ pmph.com

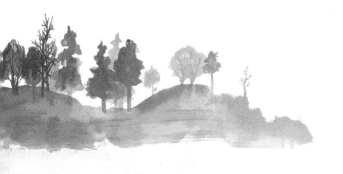

总序

　　中成药是在中医药理论指导下,以中药材为原料,按规定的处方和标准制成具有一定规格的剂型,可直接用于防治疾病的制剂。因其方便携带和服用,依从性高,在临床中得到广泛的使用,尤其在西医临床科室,中成药的使用更加广泛。但是中成药处方同样是以中医理论为指导,针对某种病证或症状制定的,因此使用时也必须要遵循辨证选药,或辨病辨证结合选药。只是基于不同的理论体系和学术背景,西医医师在使用中成药时存在一些不合理之处,中成药滥用堪比抗生素滥用也并非危言耸听。

　　中成药使用的历史悠久,临床上若能合理使用,中成药的安全性是较高的。合理使用包括正确的辨证选药、用法用量、使用疗程、禁忌证、合并用药等多方面,其中任何环节有问题都可能引发药物不良事件。合理用药是中成药应用安全的重要保证。中成药使用中出现不良反应的主要原因包括:中药自身的药理作用或所含毒性成分引起的不良反应;特异性体质对某些药物的不耐受、过敏等;方药证候不符,如辨证不当或适应证把握不准确;长期或超剂量用药,特别是含有毒性中药材的中成药;不适当的中药或中西药的联合应用等。

　　临床面对如此繁多的中成药,由于缺乏较为统一的使用标准和规范,再加上很多西医医师对中医治病和中成药的药理作用特点不是十分了解,这便导致了中成药的使用不当。虽然患者得以治疗,但却无法起到良好的效果,有时甚至会在一定程度上导致病情的加重。2019 年 6 月 11 日,国家卫生健康委员会《关于印发第一批国家重点监控合理用药药品目录(化药及生物制品)的通知》中,明确要求:"对于中药,中医类别医师应当按照《中成药临床应用指导原则》《医院中药饮片管理规范》等,遵照中医临床基本的辨证施治原则开具中药处方。其他类别的医师,经过不少于 1 年系统学习中医药专业知识并考核合格后,遵照中医临床基本的辨证施治原则,可以开具中成药处方。"这将进一步规范和促进中成药的合理应用。

　　本套丛书分为《内科中成药用药速查》《妇科中成药用药速查》《肿瘤科中成药用药速查》《儿科中成药用药速查》《皮肤科中成药用药速查》《男科中成

药用药速查》6个分册,主要针对西医医师。丛书编写过程中始终贯彻临床实用,符合中成药"用药速查"特点,方便临床医师案头查阅。全书内容既有西医关于疾病病因病理、诊断、治疗的要点,更注重体现中医辨证论治思维,尤其在中成药运用上,能简单、明了地指导西医医师开处中成药处方。选择的病种都是中成药在疗效、安全性、依从性等方面具有"相对优势"的病种,中成药的选取则遵循"循证为主、共识为辅、经验为鉴"的指导原则,均来源于《中华人民共和国药典》2015年版及2015年版第一增补本(以下简称《中国药典》)、《国家基本医疗保险、工伤保险和生育保险药品目录》(以下简称《医保目录》)、行业内诊疗指南(以下简称"指南")、专家共识等推荐使用的中成药。

中成药品种繁多,同一病症有许多中成药可以治疗,同一种中成药也可以治疗许多病症,再加上《中国药典》《医保目录》、指南、专家共识中收录的中成药也不尽相同,疗效评价标准也难于统一,这为我们的搜集整理增添了许多难度。书中挂一漏万之处在所难免,加上编者学术水平有限,书中可能存在不足和疏漏之处,敬请大家批评指正,以利于再版时修订。

何清湖　刘平安
2019年9月

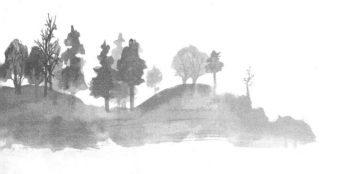

前言

　　本书为西医中成药合理用药速查丛书的男科分册。目次编排按照西医疾病系统为纲目,主要包括以下七类疾病:男性性功能障碍、男性不育、阴茎阴囊疾病、睾丸附睾精索疾病、前列腺与精囊疾病、男科杂病、性传播疾病,并将目前已有的中医、中西医结合类指南与专家共识的相关疾病收入本书。

　　具体内容包括以下四个方面:诊断要点、西医治疗要点、中成药应用、单验方。诊断要点与西医治疗要点均参考了最新疾病指南中的观点,由于本书的核心在于中成药的辨证应用,因此对西医的诊断与治疗方案未作过多论述。中成药应用的主要内容为该病的中医基本病机分析与中成药辨证分型应用,每个证型内包括证候、治则、方药和中成药,其中,方药的具体组成详见方剂索引部分,另外,中成药包括中成药组成、功能主治与用法用量。在中成药的推荐选择上我们参考了目前已有的中医类指南与专家共识,因此有足够的权威性。但有些证型在指南中无推荐,我们根据临床实际应用予以推荐,尽量做到每个证型均有中成药可供选择。中成药的来源,我们考虑到临床实用性,优先标注现行国家医保目录(简称为"医保目录"),其次为现行版《中华人民共和国药典》(简称《药典》),若医保目录及《药典》中均未检索到该中成药,而在国家药品监督管理局网站上已批准生产,则标注为"药监局"。另外需要注意,注射剂类中成药均存在风险,需谨慎使用。单验方中推荐的单方及验方主要来源于指南共识以及名老中医验方,临床实际应用时还需辨证论治,切勿盲目使用。

　　由于编者水平有限,偏颇之处在所难免,还望各位读者提出宝贵意见,以便进一步完善。

编　者

2020 年 3 月

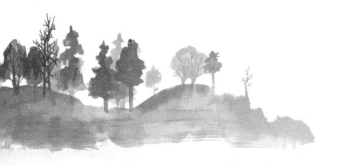

目录

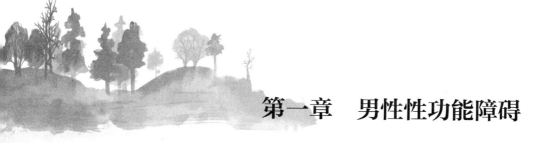

第一章　男性性功能障碍

第一节　阳痿

　　阳痿是指患者 6 个月内,有正常性欲,在足够的性刺激下阴茎仍不能正常勃起达到同房需求。包括:勃起不坚,坚而不久,无法正常性生活。根据阳痿发生的时间可以分为原发性和继发性。根据勃起的程度可以分为完全性阳痿和不完全性阳痿。据统计,40 岁以上的男性中,阳痿的发病率大于 50%。

　　本病属于中医学"阴痿""筋痿"等范畴。

一、诊断要点

　　根据病因可以分为心理性阳痿、动脉性阳痿、静脉性阳痿、内分泌性阳痿、神经性阳痿、药物性阳痿等。根据阳痿发生的时间可以分为原发性和继发性。

　　(一)病史

　　有无创伤、内分泌系统疾病、精神障碍疾病、神经系统疾病,以及最近的服药情况。

　　(二)症状

　　阴茎无法正常勃起或勃起不坚,无法顺利进入阴道。

　　(三)体征

　　可有阴茎发育不全、阴茎畸形等;或其他内分泌、心血管或神经系统方面的体征。

　　(四)辅助检查

　　性激素、甲状腺功能、血糖检查明确内分泌系统情况。夜间勃起试验排除心理性的问题。必要时做海绵体血管活性注射试验及彩超检查明确血管情况。

　　(五)鉴别诊断

　　勃起功能障碍主要与性欲淡漠鉴别,性欲较低,也可影响阴茎的勃起,但强刺激下可以正常勃起。

二、西医治疗要点

（一）一般治疗

对于病因明确的,联合原发病一同治疗。肥胖患者进行必要的运动锻炼,存在心理焦虑的患者选择性进行心理疏导,或者联合心理咨询师协同治疗。

（二）西药治疗

首选 5 型磷酸二酯酶抑制剂(PDE5i),常用药物有西地那非、他达拉非、伐地那非。对于睾酮降低患者,亦可用雄激素治疗。高泌乳素血症时,排除垂体肿瘤后可采用多巴胺拮抗剂治疗。

（三）其他治疗

低能量体外冲击波治疗尤其用于治疗血管性阳痿。海绵体药物注射治疗是器质性阳痿的二线治疗,目前最常用的是前列地尔(PGE1)。此外,真空勃起装置治疗,适用于偶尔有性生活的老年患者。经其他治疗无效者可选择阴茎假体植入治疗。

三、中成药应用

（一）基本病机

阳痿与肝、肾、心、脾、气血经络的失调关系密切。肝主宗筋,肝气郁滞,气机不调,血行不畅,宗筋失养,而致阳痿。肾精亏虚,命门火衰,温煦无力,则萎而不起。年老体虚,心脾虚损,气血不足,不达宗筋,或运化无力,气血不达,皆可致阳痿。

（二）辨证分型使用中成药

阳痿常用中成药一览表

证型	常用中成药
命门火衰证	复方玄驹胶囊、右归丸、肾气丸
肝气郁结证	疏肝益阳胶囊、逍遥丸
肾精亏虚证	龟龄集、五子衍宗丸
心脾两虚证	归脾丸
血脉瘀滞证	血府逐瘀口服液

1. 命门火衰证

〔证候〕**主症**:阴茎不举或举而不坚,性欲低下,精液清冷。**次症**:面色苍白,腰膝发冷,四肢欠温,可伴有胡须减少,便溏。**舌脉**:舌淡,苔薄白,脉沉细。

〔治则〕温补肾阳。

〔方药〕右归丸。

〔中成药〕(1) 复方玄驹胶囊^(指南推荐)(由黑蚂蚁、淫羊藿、枸杞子、蛇床子组成)。功能主治:温肾、壮阳、益精、祛风湿。用于肾阳虚,症见神疲乏力,腰膝酸软,少腹阴器发凉,精冷滑泄,肢冷尿频,性欲低下,功能性勃起功能障碍等。用法用量:口服,1 次 3 粒,1 日 3 次。疗程为 4 周。

(2) 右归丸^(药典)(由熟地黄、炮附片、肉桂、山药、酒萸肉、菟丝子、鹿角胶、枸杞子、当归、盐杜仲组成)。功能主治:温补肾阳,填精止遗。用于肾阳不足,命门火衰,腰膝酸冷,精神不振,怯寒畏冷,阳痿遗精,大便溏薄,尿频而清。用法用量:口服。小蜜丸 1 次 9g,大蜜丸 1 次 1 丸,1 日 3 次。疗程为 4 周。

(3) 肾气丸^(药典)[由地黄、山药、山茱萸(酒炙)、茯苓、牡丹皮、泽泻、桂枝、附子(制)组成]。功能主治:温补肾阳。用于肾阳不足,腰膝酸软,畏寒肢冷,小便不利等。用法用量:口服,1 次 20 粒(4g)~25 粒(5g),1 日 2 次。疗程为 8 周。

2. 肝气郁结证

〔证候〕**主症**:阴茎痿软不起,抑郁不舒,多愁善感。**次症**:可有失眠多梦,伴有性欲减退,甚至畏惧同房。胸闷不舒,少腹胀痛。**舌脉**:舌黯红,苔薄白,脉弦细。

〔治则〕疏肝解郁。

〔方药〕逍遥散加减。

〔中成药〕(1) 疏肝益阳胶囊^(医保目录)(由蒺藜、柴胡、蜂房、地龙、水蛭、九香虫、紫梢花、蛇床子、远志、肉苁蓉、菟丝子、五味子、巴戟天、蜈蚣、石菖蒲组成)。功能主治:疏肝解郁,活血补肾。用于肝郁肾虚和肝郁肾虚兼血瘀证所致功能性阳痿和轻度动脉供血不足性阳痿。症见阳痿,阴茎痿软不举或举而不坚,胸闷善太息,胸胁胀满,腰膝酸软者。用法用量:每片 0.25g,口服,1 次 4粒,1 日 3 次,疗程为 4 周。

(2) 逍遥丸^(药典)(由柴胡、当归、白芍、炒白术、茯苓、炙甘草、薄荷、生姜组成)。功能主治:疏肝健脾。用于肝郁脾虚所致的郁闷不舒、胸胁胀痛、头晕目眩、食欲减退者。用法用量:口服,1 次 6~9g,1 日 1~2 次。疗程为 8 周。

3. 肾精亏虚证

〔证候〕**主症**:阴茎勃起不坚,夜勃晨勃减少,精液量少偏稀。**次症**:眩晕耳鸣,腰膝酸软,性功能减退,神疲健忘。**舌脉:**舌淡,苔少,脉沉细。

〔**治则**〕补肾填精。

〔**方药**〕五子衍宗丸加减。

〔**中成药**〕(1) 龟龄集^(药典)(由红参、鹿茸、海马、枸杞子、丁香、穿山甲、雀脑、牛膝、锁阳、熟地黄、补骨脂、菟丝子、杜仲、石燕、肉苁蓉、甘草、天冬、淫羊藿、大青盐、砂仁组成)。功能主治:强身补脑,固肾补气,增进食欲。用于肾亏阳弱,记忆减退,夜梦精溢,腰酸腿软,气虚咳嗽,五更溏泄,食欲不振。用法用量:口服,1 次 0.6g,1 日 1 次,早饭前 2 小时用淡盐水送服。疗程为4 周。

(2) 五子衍宗丸^(药典)[由枸杞子、菟丝子(炒)、覆盆子、五味子、盐车前子组成]。功能主治:补肾益精。用于肾虚精亏所致的阳痿不育、遗精早泄、腰痛、尿后余沥。用法用量:口服,水蜜丸 1 次 6g,小蜜丸 1 次 9g,大蜜丸 1 次 1 丸,1 日 2 次。疗程为 8 周。

4. 心脾两虚证

〔**证候**〕**主症:**阴茎不举,或坚而不久,性欲减少。**次症:**神疲乏力,心悸自汗,纳少,肢体倦怠,少气懒言,面色萎黄或淡白。**舌脉:**舌淡,苔薄白,脉细弱。

〔**治则**〕健脾养心。

〔**方药**〕归脾汤。

〔**中成药**〕归脾丸^(药典)[由党参、白术(炒)、炙黄芪、炙甘草、茯苓、远志(制)、酸枣仁(炒)、龙眼肉、当归、木香、大枣(去核)组成]。功能主治:益气健脾,养血安神。用于心脾两虚,气短心悸,失眠多梦,头昏头晕,肢倦乏食欲不振,便血。用法用量:用温开水或生姜汤送服,水蜜丸 1 次 6g,小蜜丸 1 次 9g,大蜜丸 1 次 1 丸,1 日 3 次。疗程为 4 周。

5. 血脉瘀滞证

〔**证候**〕**主症:**阴茎不举,多见于糖尿病病人。**次症:**口渴不喜饮,胸闷不舒,疼痛时作。**舌脉:**舌紫黯,可伴有瘀点,脉涩或结。

〔**治则**〕活血化瘀,通络振痿。

〔**方药**〕血府逐瘀汤加减。

〔**中成药**〕血府逐瘀口服液^(药典)(由柴胡、当归、地黄、赤芍、红花、桃仁、麸炒枳壳、甘草、川芎、牛膝、桔梗组成)。功能主治:活血祛瘀,行气止痛。用于气滞血瘀所致的胸痹、头痛日久、痛如针刺而有定处、内热烦闷、心悸失眠、急躁易怒。用法用量:空腹服。1 次 20ml,1 日 3 次。疗程为 4 周。

四、单验方

1. 徐福松(江苏省中医院)验方　二地鳖甲煎。

生地黄、熟地黄各10g、菟丝子10g、云茯苓10g、枸杞子10g、五味子6g、金樱子10g、生鳖甲20g(先煎)、牡蛎20g(先煎)、牡丹皮10g、丹参10g、天花粉10g、川续断10g、桑寄生10g。功效:滋阴降火,补肾活血。用于阳痿之素体阴虚或性欲亢进,房事过频者。

2. 王琦(北京中医药大学)验方　宣志汤加减。

茯苓15g、菖蒲3g、甘草3g、白术10g、酸枣仁15g、远志3g、柴胡3g、当归10g、人参3g、山药15g、巴戟天10g、柏子仁10g、五味子9g。功效:疏肝解郁,补肾宁心。用于阳痿之肝气失畅、肾精不足者。

3. **单方一**　肉苁蓉20g。用法:每日代茶饮。用于阳痿之肾虚者。

4. **单方二**　将蚂蚁150g,泡酒500ml,泡7日,每次服10ml,均为每日2次。适用阳痿之血瘀者。

5. **单方三**　鹿茸粉0.5。用法:口服,1次0.5g,1日3次。适用于阳痿之肾阳虚者。

第二节　早泄

早泄是指射精潜伏期较短,缺乏射精控制能力,造成伴侣双方无法满意的疾病,是射精障碍中最常见的疾病,发病率占成人男性的35%~50%。《沈氏尊生书》曰:"未交即泄,或乍交即泄。"即指早泄。

中医称本病为"鸡精",如《秘本金丹》云:"男子玉茎包皮柔嫩,少一挨,痒不可当,故每次交合阳精已泄,阴精未流,名曰鸡精。"

一、诊断要点

参照最新的国际性医学会(ISSM)的定义,将早泄分为原发性早泄和继发性早泄。

(一)症状

1. 从初次性交开始,射精往往或总是在插入阴道前或插入阴道后大约1分钟以内发生(原发性早泄);或者射精潜伏时间显著缩短,通常小于3分钟

（继发性早泄）。

2. 总是或几乎总是不能控制 / 延迟射精。

3. 消极的身心影响,如苦恼、忧虑、沮丧和 / 或躲避性生活等。

（二）体征

体格检查重点是男性外生殖器和第二性征检查,是否伴随包皮过长、包茎、阴茎头包皮炎、阴茎弯曲畸形、阴茎硬结症等生殖器异常,另外还应该检查其他血管、内分泌和神经系统,排除其他慢性疾病、内分泌疾病、自主神经病、慢性前列腺炎等。

（三）辅助检查

检查有阴茎神经电生理检查、阴茎生物感觉阈值测定、球海海绵体反射潜伏时间测定等,在此不作过多介绍。

（四）鉴别诊断

此病可与阳痿、遗精、生理性早泄等相鉴别。

二、西医治疗要点

（一）行为及心理治疗

心理治疗:分析与患者早泄相关的心理因素,进行必要的心理状态评估非常重要。针对不同的因素应进行相应的心理疏导,必要时请心理或精神科医生对患者进行治心理治疗。

行为治疗:最常用的行为治疗方法为挤压法和停-动法。

（二）西药治疗

5-羟色胺再摄取抑制剂（SSRI）:临床常用的抗抑郁药物,目前发现这类药物对 PE 有一定的治疗效果。SSRI 类药物包括两类:①按需治疗药物达泊西汀;②规律治疗药物如帕罗西汀、舍曲林等。

磷酸二酯酶 5 抑制剂（PDE5i）:对于合并有勃起功能障碍的 PE 患者,可联合采用 PDE5i 治疗;对不伴有勃起功能障碍的 PE 患者,不推荐 PDE5i 作为首选治疗药物。

（三）手术治疗

早泄的手术治疗主要指阴茎背神经选择择性切断术。手术治疗是对行为 / 心理疗法、药物疗法无效者的补充治疗,不是替代。阴茎背神经选择性切断术是目前国内治疗早泄开展较多的一种手术方法。其治疗原理是针对射精过程中感觉传入环节,减少感觉传入,提高患者感觉阈值,从而达到延长 IELT、提高患者及其伴侣性生活满意度的目的。

三、中成药应用

（一）基本病机

本病的基本病理在于精关约束无权,精液封藏失职。

早泄一病,需辨虚实、明脏腑、审寒热、分阴阳。早期、湿热、年轻健壮者多属实证,多用泻法,以清利为主。早泄日久、久病体虚、年老体弱者多属虚证,当以补虚固精为主。根据不同病机,采取"虚则补之,实则泻之""男女双方同治""坚持两个配合"总则。

（二）辨证分型使用中成药

早泄常用中成药一览表

证型	常用中成药
肾气不固证	锁阳固精丸、肾气丸、五子衍宗片
心脾两虚证	归脾丸、健脾胶囊
阴虚内热证	知柏地黄丸、六味地黄丸
肝经湿热证	龙胆泻肝丸、四妙丸
肝气郁结证	逍遥丸

1. 肾气不固证

〔证候〕**主症**:未交即泄,或乍交即泄,性欲减退;**次症**:腰膝酸软或疼痛,小便清长或不利,面色不华;**舌脉**:舌淡,苔薄白,脉沉弱或细弱。

〔治则〕补肾固精。

〔方药〕肾气丸加减。

〔中成药〕(1) 锁阳固精丸^(药典)(由锁阳、肉苁蓉、巴戟天、补骨脂、菟丝子、杜仲等 24 味药组成)。功能主治:温肾固精,用于肾阳不足所致的腰膝酸软、头晕耳鸣、遗精早泄。用法用量:口服,水蜜丸 1 次 6g,大蜜丸 1 次 1 丸,1 日 2 次。

(2) 肾气丸^(医保目录)(由地黄、山药、酒萸肉、茯苓、牡丹皮、泽泻、桂枝、附子组成)。功能主治:温补肾阳,化气行水,用于肾虚水肿,腰膝酸软,小便不利,畏寒肢冷,遗精早泄。用法用量:口服,水蜜丸 1 次 4~5g(20~25 粒),1 日 2 次。

(3) 五子衍宗片^(药典)(由枸杞子、菟丝子、覆盆子、五味子、车前子组成)。功能主治:补肾益精。用于肾虚精亏所致的阳痿不育、遗精早泄、腰痛、尿后余沥。用法:口服,1 次 6 片,1 日 3 次。

2. 心脾两虚证

〔证候〕**主症**:行房早泄,性欲减退;**次症**:四肢倦怠,气短乏力,多梦健忘,纳少便溏,心悸寐差;**舌脉**:舌淡,苔薄,舌边有齿印,脉细。

〔治则〕健脾养心,安神摄精。

〔方药〕归脾汤加减。

〔**中成药**〕归脾丸(药典)(由党参、白术、黄芪、炙甘草、茯苓、制远志、炒酸枣仁、龙眼肉、当归、木香、大枣组成)。功能主治:益气健脾,养血安神。用于心脾两虚,气短心悸,失眠多梦,头昏头晕,肢倦乏力,食欲不振,崩漏便血。用法:用温开水或生姜汤送服,水蜜丸1次6g,小蜜丸1次9g,大蜜丸1次1丸,1日3次。

3. 阴虚内热证

〔证候〕**主症**:阳事易举,甫交即泄,或未交即泄;**次症**:五心烦热,潮热,盗汗,腰膝酸软;**舌脉**:舌红苔少,脉细数。

〔治则〕滋阴降火,补肾涩精。

〔方药〕知柏地黄汤加减。

〔**中成药**〕(1)知柏地黄丸(药典)(由知母、熟地黄、黄柏、山茱萸、山药、牡丹皮、茯苓、泽泻组成)。功能主治:滋阴清热。用于阴虚火旺,潮热盗汗,口干咽痛,耳鸣遗精,小便短赤。用法用量:口服,1次8丸,1日3次。

(2)六味地黄丸(药典)(由熟地黄、酒萸肉、山药、牡丹皮、茯苓、泽泻组成)。功能主治:滋阴补肾。用于肾阴亏损,头晕耳鸣,腰膝酸软,骨蒸潮热,盗汗遗精,消渴。用法用量:口服,大蜜丸1次1丸,1日2次。

4. 肝经湿热证

〔证候〕**主症**:交则早泄,性欲亢进;**次症**:烦闷易怒,口苦咽干,阴囊湿痒,小便黄赤;**舌脉**:舌质红苔黄腻,脉弦滑或弦数。

〔治则〕清肝泻火,利湿泄浊。

〔方药〕龙胆泻肝汤加减。

〔**中成药**〕(1)龙胆泻肝丸(药典)(由龙胆草、黄芩、泽泻、车前子、生地黄、柴胡、栀子、木通、当归、炙甘草组成)。功能主治:清肝胆,利湿热,用于肝胆湿热,头晕目赤,耳鸣耳聋,耳肿疼痛,胁痛口苦,尿赤涩痛,湿热带下。用法用量:口服,1次3~6g,1日2次。

(2)四妙丸(药典)(由苍术、牛膝、盐黄柏、薏苡仁组成)。功能主治:清热利湿。用于湿热下注所致的痹证,症见足膝红肿、筋骨疼痛。用法:口服。1次6g,1日2次。

5. 肝气郁结证

〔**证候**〕**主症**:早泄,精神抑郁;**次症**:胁胀少腹胀痛,胸闷善太息,少寐多梦;**舌脉**:舌淡苔薄白,脉弦。

〔**治则**〕疏肝解郁。

〔**方药**〕逍遥散加减。

〔**中成药**〕逍遥丸[药典](由柴胡、当归、白芍、炒白术、茯苓、炙甘草、薄荷组成)。功能主治:疏肝健脾,养血调经。用于肝郁脾虚所致的郁闷不舒、胸胁胀痛、头晕目眩、食欲减退、月经不调。用法用量:口服,小蜜丸1次9g,大蜜丸1次1丸,1日2次。

（三）外治法

用丁香、细辛各20g,浸泡于95% 乙醇100ml 中15天,过滤取汁,性交前涂擦龟头1.5~3分钟,10次为1个疗程;用五倍子10g、石榴皮15g、细辛10g水煎,性交前温洗前阴并揉擦阴茎、龟头。

四、单验方

1. 徐福松（全国名老中医）**验方**　保精汤。

菟丝子、巴戟天、熟地、生地、首乌、怀牛膝、车前子、茯苓、泽泻、金樱子。功效:广泛应用于遗精、早泄、前列腺增生症、乳糜尿、血精等病症。

2. 郭军（中国中医科学院西苑医院男科）**验方**　翘芍合剂。

贯叶连翘20g、白芍15g、柴胡15g、石菖蒲15g、巴戟天15g、生黄芪10g。功效:疏肝、补气、固精。配合外洗经验方药物:五味子20g、五倍子30g、细辛10g、丁香20g。浸泡龟头及阴茎,水煎浓缩至300ml,每次用100ml,药液温度以患者自觉舒适为宜,每天浸泡2次,性交时清水洗净。

3. 沈雪康（上海市奉贤区中医院）**验方**　金锁固泄汤。

金樱子15g、芡实12g、煅龙骨15g、煅牡蛎15g、枸杞子15g、生地12g、巴戟肉10g、怀山药12g、当归12g、炒枣仁12g、炙甘草5g。功效:补肾固精。主治:肾气不固型早泄。

第三节　不射精

不射精症是指阴茎能正常勃起和性交,但是不能射出精液,或是在其他情况下可射出精液,而在阴道内不射精,因此无法达到性高潮和获得性快感。正常射精是一个复杂的生理过程,是由神经系统、内分泌系统和泌尿生殖系统共同参与的复杂生理反射过程,如果该过程的任一环节发生功能或器质性障碍,均可导致不射精症。不射精症会引起男性不育症,影响夫妻感情,甚至导致家庭破裂。不射精症是常见性功能障碍疾病,占其中28%,其中以器质性不射精者多见。

本病属于中医学"精不泄""精闭"等范畴。

一、诊断要点

根据病因,不射精症可以分为功能性和器质性两种。既往有正常性生活史,且从未有过射精,称原发性不射精症;若既往曾经有过阴道内射精经验,后来由于其他影响导致目前无法射精者称为继发性不射精症。

(一)症状

阴茎可以正常勃起,多次同房且均有足够的阴道内性交时间,无法阴道内射精且没有性高潮为主要临床症状。功能性不射精可有遗精出现。

(二)体征

可有生殖系统以及第二性征发育不全、阴茎畸形、包皮嵌顿等。

(三)辅助检查

注意检查射精后尿液分析,鉴别逆行射精,尿常规、前列腺液常规,可以做细菌、支原体、衣原体、淋球菌培养,用于诊断泌尿系统和前列腺以及生殖系统炎症。性激素5项判定是否内分泌疾病导致。血糖检查排除糖尿病。超声检查明确是否器质性病变。必要时行膀胱镜、精囊镜检查确定有无梗阻。

(四)鉴别诊断

不射精主要与逆行射精、射精乏力、射精痛等无法引起足够射精快感的射精异常疾病进行鉴别。

二、西医治疗要点

(一)一般治疗

患者应戒酒,忌辛辣刺激食物;避免憋尿、久坐。避免不洁性行为和频繁性兴奋,鼓励适度的性生活;规律的前列腺按摩治疗也可明显缓解患者的不适症状。

(二)西药治疗

最常用的3种药物是左旋多巴、十一酸睾酮及人绒毛膜促性腺激素,其他药物对缓解症状也有不同程度的疗效。还可根据临床情况选用麻黄碱、新斯的明等。

（三）其他治疗

必要时手术取精治疗,其他有行为疗法、心理疗法等。

三、中成药应用

（一）基本病机

中医认为不射精症病因病机可归结为郁滞、湿热、瘀阻、心脾肾虚。大多是由于性知识匮乏,所愿不遂,疑虑惊恐而致气机不调,脉络瘀阻,气血不畅,精道不通。另外,湿热、外伤等阻滞精道,从而发生不射精。

（二）辨证分型使用中成药

不射精症常用中成药一览表

证型	常用中成药
命门火衰证	右归丸、巴戟口服液
阴虚火旺证	知柏地黄丸、坤泰胶囊、大补阴丸
肝郁不舒证	逍遥丸、解郁安神颗粒
精道瘀阻证	桂枝茯苓丸、大黄䗪虫丸
肾精匮乏证	龟龄集、五子衍宗丸、还少丹

1. 命门火衰证

〔证候〕**主症**:性交不射精,伴性欲减退,阴茎举而不坚;**次症**:面色晦黯,腰膝发冷,四肢欠温,可伴有夜尿增多,便溏。**舌脉**:舌淡胖,苔白,脉沉细无力。

〔**治则**〕温肾通关。

〔**方药**〕右归丸。

〔**中成药**〕（1）右归丸^{（药典）}（由熟地黄、肉桂、酒萸肉、鹿角胶、当归、炮附片、山药、菟丝子、枸杞子、盐杜仲组成）。功能主治:温补肾阳,填精止遗。用于肾阳不足,命门火衰,腰膝酸冷,精神不振,怯寒畏冷,阳痿遗精,大便溏薄,尿频而清,不射精症患者见上述证候者。用法用量:口服,小蜜丸1次9g,大蜜丸1次1丸,1日3次。小蜜丸每10丸重1.8g,大蜜丸每丸重9g。疗程为4周。

（2）巴戟口服液^{（医保目录）}（由巴戟天、何首乌、杜仲、续断、淫羊藿、狗脊、仙茅、覆盆子、金樱子、当归、熟地黄、黄芪、肉苁蓉、枸杞子、党参、甘草组成）。功能主治:补肾壮腰,固精止遗。用于肾阳不足,命门火衰而致的神疲不振,阳痿不举或早泄,腰膝软弱,兼有不射精者。用法用量:口服,1次1支(10ml),1日3次。疗程为4周。

2. 阴虚火旺证

〔证候〕主症:性欲亢进,阴茎易举易软。次症:同房后腰膝酸软加重,可伴五心烦热,心烦失眠,易盗汗,梦遗失精,口干喜饮。舌脉:舌红,苔少,脉细数或弦。

〔治则〕滋阴降火。

〔方药〕知柏地黄汤加减。

〔中成药〕(1)知柏地黄丸(浓缩丸)^(药典)[由知母、熟地黄、牡丹皮、茯苓、黄柏、山茱萸(制)、山药、泽泻组成]。功能主治:滋阴降火。用于阴虚火旺之不射精,可有潮热盗汗,口干咽痛,耳鸣遗精,小便短赤。用法用量:口服。1次8丸,1日3次。

(2)大补阴丸^(药典)(由熟地黄、盐知母、盐黄柏、醋龟甲、猪脊髓组成)。功能主治:滋阴降火。用于阴虚火旺之不射精者,可伴有潮热盗汗,咳嗽咯血,耳鸣遗精。用法用量:口服,水蜜丸1次6g,1日2~3次;大蜜丸1次1丸,1日2次。

3. 肝郁不舒证

〔证候〕主症:性交不射精,情志抑郁,善太息。次症:胸胁疼痛,心烦少寐,腹部胀满不舒,可有梦遗。舌脉:舌淡红或黯红,苔白,脉沉弦。

〔治则〕疏肝解郁。

〔方药〕柴胡疏肝散加减。

〔中成药〕(1)逍遥丸^(药典)(由柴胡、当归、白芍、炒白术、茯苓、炙甘草、薄荷组成)。功能主治:疏肝健脾,养血调经。用于肝郁脾虚之不射精,可有郁闷不舒、胸胁胀痛、头晕目眩、食欲减退。用法用量:口服。小蜜丸1次9g,大蜜丸1次1丸,1日2次。疗程为2周。

(2)解郁安神颗粒^(医保目录)(由柴胡、大枣、石菖蒲、姜半夏、炒白术、浮小麦、制远志、炙甘草、炒栀子、百合、胆南星、郁金、龙齿、炒酸枣仁、茯苓、当归组成)。功能主治:疏肝解郁,安神定志。用于情志不畅,肝郁气滞所致的不射精,可有失眠,心烦,焦虑,健忘。用法用量:开水冲服。1次5g,1日2次。疗程为2周。

4. 精道瘀阻证

〔证候〕主症:阴茎正常勃起性交但不射精,多有阴部胀痛或刺痛。次症:面色晦黯,胸闷不舒,无性刺激阴茎可易勃起。舌脉:舌紫黯,可伴有瘀点,脉沉涩。

〔治则〕活血通精。

〔方药〕桂枝茯苓丸。

〔中成药〕（1）桂枝茯苓丸^(药典)（由桂枝、茯苓、牡丹皮、赤芍、桃仁组成）。功能主治：活血，化瘀，消癥。用于精道瘀阻之不射精。用法用量：口服。1 次 1 丸，1 日 1~2 次。

（2）大黄䗪虫丸^(药典)〔由熟大黄、土鳖虫（炒）、水蛭（制）、虻虫（去翅足，炒）、蛴螬（炒）、干漆（煅）、桃仁、炒苦杏仁、黄芩、地黄、白芍、甘草组成〕。功能主治：活血破瘀，通精消癥。用于瘀血内停所致的癥瘕，症见腹部肿块、肌肤甲错、面色黯黑、潮热羸瘦。用法用量：口服。水蜜丸 1 次 3g，小蜜丸 1 次 3~6 丸，大蜜丸 1 次 1~2 丸，1 日 1~2 次。

5. 肾精匮乏证

〔证候〕**主症**：性欲减退，阴茎勃起不坚。**次症**：头晕耳鸣，腰膝酸软，易疲劳，记忆力减退，自汗盗汗。**舌脉**：舌淡，苔白，脉细弱。

〔治则〕补肾填精。

〔方药〕五子衍宗丸加减。

〔中成药〕（1）龟龄集^(药典)（由红参、鹿茸、海马、枸杞子、丁香、穿山甲、雀脑、牛膝、锁阳、熟地黄、补骨脂、菟丝子、杜仲、石燕、肉苁蓉、甘草、天冬、淫羊藿、大青盐、砂仁等组成）。功能主治：强身补脑，固肾补气，增进食欲。用于肾亏阳弱，记忆减退，夜梦精溢，腰酸腿软，气虚咳嗽，五更溏泄，食欲不振。用法用量：口服。1 次 0.6g，1 日 1 次，早饭前 2 小时用淡盐水送服。

（2）五子衍宗丸^(药典)（由枸杞子、菟丝子、覆盆子、五味子、车前子组成）。功能主治：补肾益精。用于肾虚精亏所致的阳痿不育、遗精早泄、腰痛、尿后余沥。用法用量：口服。水蜜丸 1 次 6g，小蜜丸 1 次 9g，大蜜丸 1 次 1 丸，1 日 2 次。

四、单验方

1. 周仲瑛（江苏省中医院）验方　解郁通关汤。

醋柴胡 5g、炒白芍 10g、丹参 15g、煅龙骨 15g（先煎）、煅牡蛎 25g（先煎）、柏子仁 10g、制香附 10g、九香虫 3g、小茴香 5g、丁香 3g、红花 10g、车前子 10g、合欢花 6g。功效：疏肝解郁，行气通关。用于不射精症肝气郁结，疏泄失司，精关不通者。

2. 颜德馨（上海市第十人民医院）验方　血府逐瘀汤。

当归 10g、牛膝 10g、生姜 10g、急性子 10g、大枣 20g、生甘草 5g、生龙牡各

30g、蜂房 15g、怀牛膝 15g。功效：活血化瘀，通络排精。用于不射精症之瘀血阻滞证者。

第四节　逆行射精

逆行射精是指阴茎能正常勃起，性交时有性高潮和射精的动作出现，但精液不是从尿道外口射出，而是逆向射入膀胱的一种病症。逆行射精临床上并不少见，中国男性的发病率为 1%~4%。逆行射精是引起男性不育的原因之一，占不育人群的 0.3%~2.0%，在无精子症病人中比例达 18%，多数患者以不育前来就诊，治疗目的主要为恢复患者的顺行射精功能和治疗不育，辅助受精。

本病属于中医学"精闭"范畴。

一、诊断要点

逆行射精是由于膀胱括约肌关闭不全而尿道膜部括约肌处于收缩状态，导致部分或全部精液逆行射入膀胱。

（一）症状

性生活能达到高潮，并有射精动作和性快感，但没有精液从尿道口排出而全部自后尿道逆行流入膀胱。

（二）辅助检查

检查前，患者排空膀胱尿液，性交或手淫射精后立即排尿或导尿，收集精液和尿液混合液进行离心处理后，检查精子和果糖进行定性。如射精后尿液中出现精子或果糖，定性为阳性，可诊断为逆行射精。

（三）鉴别诊断

与不射精症、射精无力相鉴别。

二、西医治疗要点

（一）药物治疗

西药多选用麻黄碱、丙咪嗪、左旋多巴等。

（二）人工授精

逆行射精患者经药物治疗后效果较差而又有生育欲望者，可采用从膀胱采集精子做人工授精。

（三）手术治疗

解剖异常引起的逆行射精,采用手术方法如膀胱颈瘢痕切除、膀胱颈重建等恢复膀胱颈部的完整性可恢复顺行射精。

三、中成药应用

（一）基本病机

本病的基本病机为精道不通,或肾气固摄无权,肾精藏泄失常,膀胱开合失度,精液不循常道排泄。

对于逆行射精一症,临床上以虚补、瘀通、郁疏的治疗原则进行辨证,效果颇佳。

（二）辨证分型使用中成药

逆行射精常用中成药一览表

证型	常用中成药
肝气郁结证	逍遥丸、平肝舒络丸
湿热下注证	四妙丸
败浊瘀阻证	少腹逐瘀丸
肾气亏虚证	苁蓉益肾颗粒、复方玄驹胶囊、右归丸

1. 肝气郁结证

〔证候〕**主症**:性交有射精感但不射精;**次症**:情志抑郁,小腹坠胀,胸胁胀痛,善太息;**舌脉**:舌质黯红,苔薄白,脉弦。

〔**治则**〕疏肝解郁,行气通精。

〔**方药**〕柴胡疏肝散加减。

〔**中成药**〕(1)逍遥丸^(药典)(由柴胡、当归、白芍、炒白术、茯苓、炙甘草、薄荷组成)。功能主治:疏肝健脾,养血调经。用于肝郁脾虚所致的郁闷不舒、胸胁胀痛、头晕目眩、食欲减退、月经不调。用法用量:口服。小蜜丸 1 次 9g,大蜜丸 1 次 1 丸,1 日 2 次。

(2)平肝舒络丸^(药典)(由柴胡、醋青皮、陈皮、佛手、乌药、醋香附、木香、檀香、丁香、沉香、广藿香、砂仁、豆蔻、姜厚朴、麸炒枳壳、羌活、白芷、铁丝威灵仙、细辛、木瓜、防风、钩藤、炒僵蚕、胆南星、天竺黄、桑寄生、何首乌、牛膝、川芎、熟地黄、醋龟甲、醋延胡索、乳香、没药、白及、人参、炒白术、茯苓、肉桂、黄连、冰片、朱砂、羚羊角粉组成)。功能主治:平肝疏络,活血祛风。用于肝气郁结、经络不疏引起的胸胁胀痛、肩背串痛、手足麻木、筋脉拘挛。用法用量:温黄酒或温开水送服。1次1丸,1日2次。

2. 湿热下注证

〔证候〕主症:阴茎勃起正常,行房有性高潮及射精感,无精液射出,行房后有浑浊尿;次症:阴部湿痒,尿黄赤,下肢酸沉;舌脉:舌稍红,苔黄,脉弦滑。

〔治则〕清热利湿,利窍通精。

〔方药〕程氏萆薢分清饮加减。

〔中成药〕四妙丸^(药典)(由苍术、牛膝、盐黄柏、薏苡仁组成)。功能主治:清热利湿。用于湿热下注所致的痹证,症见足膝红肿、筋骨疼痛。用法:口服。1次6g,1日2次。

3. 败浊瘀阻证

〔证候〕主症:阴茎勃起而胀甚,有性高潮及射精感,无精液射出,或行房后尿浑浊;次症:心易怒,或有小腹疼痛,腰痛。舌脉:舌质黯红或有点瘀斑,脉象弦或沉涩。

〔治则〕行气活血,祛瘀通精。

〔方药〕少腹逐瘀汤加减。

〔中成药〕少腹逐瘀丸^(医保目录)药物(由当归、五灵脂、小茴香、没药、肉桂、蒲黄、赤芍、延胡索、川芎、炮姜组成)。功能主治:温经活血,散寒止痛。用于寒凝血瘀所致的月经后期、痛经、产后腹痛。用法用量:温黄酒或温开水送服。1次1丸,1日2~3次。

4. 肾气亏虚证

〔证候〕主症:阴茎勃起欠坚,行房无性高潮及射精感,无精液射出;次症:腰酸腿软,夜尿清长;舌脉:舌淡苔白,脉细。

〔治则〕补肾温阳,化气通精。

〔方药〕右归丸加减。

〔中成药〕(1)苁蓉益肾颗粒^(医保目录)(由五味子、肉苁蓉、菟丝子、茯苓、车前子、巴戟天组成)。功能主治:补肾填精。用于肾气不足,腰膝酸软,记忆减退,头晕耳鸣,四肢无力。用法用量:口服,1次1袋,1天2次。

(2)复方玄驹胶囊^(指南推荐)(由黑蚂蚁、淫羊藿、枸杞子、蛇床子组成)。功能主治:温肾、壮阳、益精。用于肾阳虚型,症见神疲乏力,精神不振,腰膝酸软,少腹阴器发凉,精冷滑泄,肢冷尿频,性欲低下,功能性勃起功能障碍等。用法用量:口服,1次3粒,1日3次;4周为1疗程。

(3)右归丸^(药典)(由熟地黄、炮附片、肉桂、山药、酒炙山茱萸、菟丝子、鹿角胶、枸杞子、当归、盐炒杜仲组成)。功能主治:温补肾阳,填精止遗。适用于肾阳不足,命门火衰之腰膝酸冷,精神不振,怯寒畏冷,阳痿遗精,大便溏薄,尿频而清。用法用量:口服,小蜜丸1次9g,大蜜丸1次1丸,1日3次。

(三)外治法

外治:同房前,用甘松15g煎汤,温洗会阴部;或麝香0.3g,敷脐心,外用麝香追风膏固定,适用于各种类型不射精。

四、单验方

1. 秦国政(云南省中医医院)验方

熟地、淫羊藿、当归、桃仁、川芎、枳实、红花、柴胡、白芍、桔梗、牛膝、麻黄、石菖蒲、地龙、射干。

2. 王久源(成都中医药大学)验方

(1)肝郁气滞型:方用柴胡10g、当归15g、白芍30g、白术10g、茯苓15g、甘草6g、龙骨30g(先煎)、牡蛎30g(先煎)、怀牛膝30g、黄芪30g、露蜂房18g、龙胆草10g、苍术15g、薏苡仁30g。

(2)湿热瘀阻型:方用麻黄10g、甘草6g、连翘15g、赤小豆30g、生姜10g、苦杏仁10g、大枣10枚、桑白皮10g、王不留行15g、露蜂房15g。

(3)脾肾阳虚型:熟地30g、山药15g、山茱萸15g、茯苓20g、牡丹皮10g、泽泻10g、桂枝10g、制附子20g、沙苑子15g、芡实30g、龙骨30g(先煎)、牡蛎30g(先煎)、乌药20g、益智仁15g、桑螵蛸15g、白芍30g、生甘草10g、蜜炙麻黄10g。

3. 逆向射精方 菟丝子、川牛膝、山药、金银花、丹参各15g,巴戟天、当归、红花、路路通各10g,川断、土茯苓、沉香各12g,川杜仲18g,蒲公英30g。每日1剂,水煎服。

第五节 性欲低下

男性性欲低下是指成年男子持续或反复地对性幻想和性活动不感兴趣,出现与其自身年龄不相符的性欲望和性兴趣淡漠,进而表现性行为表达水平降低和性活动能力减弱,甚至完全缺乏。

在中医古籍中,没有"性欲低下""性欲淡漠""性冷淡"等病名,但在"阳气萎弱""阳痿(萎)"等疾病描述中有涉及"性欲低下"的内容。

一、诊断要点

患者大多既往性欲正常,因各种因素出现与其年龄不相适应、不一致的性欲淡漠,性行为表达水平降低和性活动能力减弱,性欲受到不同程度抑制。性欲减退往往与其他男科疾病并发,互为因果。

(一)症状

病史中要了解有无其他系统性疾病及药物使用情况,正常夫妻生活中患者性兴趣、性要求明显减少,甚至没有,正常强度性刺激不能引起性欲。

(二)体征

了解阴茎发育情况、有无畸形、睾丸的大小及硬度、附睾周围有无硬结,并着重检查有无阴茎海绵体疾病、巨大腹股沟疝及鞘膜积液等。

(三)辅助检查

内分泌系统检查:如基础新陈代谢率测定、尿17-酮类固醇或尿17-羟皮质酮测定、血糖耐量试验、血液睾酮测定。

(四)鉴别诊断

与阳痿、性厌恶相鉴别。

二、西医治疗要点

(一)一般治疗

心理辅导与行为治疗是性欲低下的主要治疗手段之一。

(二)西药治疗

对于睾丸功能减退,雄激素分泌减少的病人可以给以雄激素辅助治疗。如:十一酸睾酮胶丸、庚酸睾酮、长效油剂睾酮酯等,对睾酮、FSH、LH 水平降低的促性腺激素分泌不足导致性功能减退者最常用的治疗为 HCG 皮下注射。

三、中成药应用

(一)基本病机

中医认为性欲低下的病因主要分为以下几个方面:①命门火衰,肾精亏虚;②气血不足,心脾两虚;③心虚胆怯;④肝气郁结;⑤痰湿内阻。

（二）辨证分型使用中成药

性欲低下常用中成药一览表

证型	常用中成药
命门火衰证	龟鹿补肾丸、右归丸、复方玄驹胶囊
肾阴亏损证	六味地黄丸、大补阴丸
心脾两虚证	归脾丸
肝气郁结证	逍遥丸、平肝舒络丸
痰湿扰心证	二陈丸

1. 命门火衰证

〔**证候**〕**主症**:性欲低下;**次症**:畏寒肢冷、腰膝酸软、或伴阳痿;**舌脉**:舌质淡胖、苔白、脉沉迟弱。

〔**治则**〕温补肾阳。

〔**方药**〕还少丹加减。

〔**中成药**〕(1) 龟鹿补肾丸^(药典)(由盐菟丝子、淫羊藿、续断、锁阳、狗脊、酸枣仁、何首乌、炙甘草、陈皮、鹿角胶、熟地黄、龟甲胶、金樱子、炙黄芪、山药、覆盆子组成)。功能主治:补肾壮阳,益气血,壮筋骨。用于肾阳虚所致的身体虚弱、精神疲乏、腰腿酸软、头晕目眩、精冷、性欲减退、小便夜多、健忘、失眠。用法用量:口服。水蜜丸1次4.5~9g,大蜜丸1次6~12g,1日2次。

(2) 右归丸^(药典)(由熟地黄、炮附片、肉桂、山药、酒萸肉、菟丝子、鹿角胶、枸杞子、当归、盐杜仲组成)。功能主治:温补肾阳,填精止遗。用于肾阳不足,命门火衰,腰膝酸冷,精神不振,怯寒畏冷,阳痿遗精,大便溏薄,尿频而清。用法用量:口服。小蜜丸1次9g,大蜜丸1次1丸,1日3次。

(3) 复方玄驹胶囊^(指南推荐)(由黑蚂蚁、淫羊藿、枸杞子、蛇床子组成)。功能主治:温肾、壮阳、益精。用于肾阳虚型,症见神疲乏力,精神不振,腰膝酸软,少腹阴器发凉,精冷滑泄,肢冷尿频,性欲低下,功能性勃起功能障碍等。用法用量:口服,1次3粒,1日3次;4周为1疗程。

2. 肾阴亏损证

〔**证候**〕**主症**:性欲低下;**次症**:腰膝乏力、头晕耳鸣、动作迟缓、健忘恍惚、五心烦热、失眠多梦;**舌脉**:舌嫩红苔少、脉沉细数。

〔**治则**〕滋阴补肾。

〔**方药**〕左归丸加减。

〔**中成药**〕(1)六味地黄丸^(药典)(由熟地黄、酒萸肉、牡丹皮、山药、茯苓、泽泻组成)。功能主治:滋阴补肾。用于肾阴亏损,头晕耳鸣,腰膝酸软,骨蒸潮热,盗汗遗精。用法用量:口服。1次6g(30粒),1日2次。

(2)大补阴丸^(药典)(由熟地黄、盐知母、盐黄柏、醋龟甲、猪脊髓组成)。功能主治:滋阴降火。用于阴虚火旺所致潮热盗汗,咳嗽咯血,耳鸣遗精。用法用量:口服。水蜜丸1次6g,1日2~3次;大蜜丸1次1丸,1日2次。

3. 心脾两虚证

〔**证候**〕**主症**:性欲低下;**次症**:神倦头晕乏力、健忘多梦、心悸气短、纳呆便溏、面色少华;**舌脉**:舌淡齿印苔白,脉细弱。

〔**治则**〕益气养血。

〔**方药**〕归脾汤加减。

〔**中成药**〕归脾丸^(药典)(由党参、炒白术、炙黄芪、炙甘草、茯苓、制远志、炒酸枣仁、龙眼肉、当归、木香、大枣组成)。功能主治:益气健脾,养血安神。用于心脾两虚,气短心悸,失眠多梦,头昏头晕,肢倦乏,食欲不振,便血。用法用量:用温开水或生姜汤送服。水蜜丸1次6g,小蜜丸1次9g,大蜜丸1次1丸,1日3次。

4. 肝气郁结证

〔**证候**〕**主症**:性欲低下;**次症**:伴见情绪低落、郁郁寡欢、胸胁胀满、善太息、焦虑烦躁、易怒、纳差、口苦、少寐多梦、大便干结、小便短少;**舌脉**:舌边红,苔薄黄,脉弦细。

〔**治则**〕疏肝解郁。

〔**方药**〕逍遥散加减。

〔**中成药**〕(1)逍遥丸^(药典)(由柴胡、当归、白芍、炒白术、茯苓、炙甘草、薄荷、生姜组成)。功能主治:疏肝健脾,养血调经。用于肝郁脾虚所致的郁闷不舒、胸胁胀痛、头晕目眩、食欲减退、月经不调。用法用量:口服,1次6~9g,1日2次。

(2)平肝舒络丸^(药典)(由柴胡、醋青皮、陈皮、佛手、乌药、醋香附、木香、檀香、丁香、沉香、广藿香、砂仁、豆蔻、姜厚朴、麸炒枳壳、羌活、白芷、铁丝威灵仙、细辛、木瓜、防风、钩藤、炒僵蚕、胆南星、天竺黄、桑寄生、何首乌、牛膝、川芎、熟地黄、醋龟甲、醋延胡索、乳香、没药、白及、人参、炒白术、茯苓、肉桂、黄连、冰片、朱砂、羚羊角粉组成)。功能主治:平肝疏络,活血祛风。用于肝气郁结、经络不疏引起的胸胁胀痛、肩背串痛、手足麻木、筋脉拘挛。用法用量:温黄酒或温开水送服。1 次 1 丸,1 日 2 次。

　　5. 痰湿扰心证

　　〔证候〕主症:性欲低下;次症:形体肥胖、动则气促、或伴阴缩;舌脉:舌淡苔腻,脉滑。

　　〔治则〕燥湿化痰。

　　〔方药〕苍附导痰丸加减。

　　〔中成药〕二陈丸^(药典)(由陈皮、半夏、茯苓、甘草组成)。功能主治:燥湿化痰,理气和胃。用于痰湿停滞导致的咳嗽痰多、胸脘胀闷、恶心呕吐。用法用量:口服。1 次 9~15g,1 日 2 次。

四、单验方

　　1. 张敏建(福建中医药大学,福建省名中医)验方　艾可汤加减。

　　组成:柴胡、芍药、枳实、甘草、川楝子、延胡索、川芎、乌药、蒲公英等。主治:肝气郁结型性欲低下。

　　2. 庞保珍(聊城市中医医院)验方　春遥丹。

　　组成:人参、麦冬、淫羊藿、肉苁蓉、五味子、菟丝子、蛇床子、续断。主治:男女性欲低下。

　　3. 陈代忠(福建省政和县医院)验方　疏活补肾汤。

　　组成:柴胡、红花、五味子各 6g,当归、白芍、茯苓、桃仁、丹参、淫羊藿、巴戟天、肉苁蓉、枸杞子、女贞子各 10g,黄芪 30g。主治:肾虚、肝郁型性欲低下。

第六节　性欲亢进

　　性欲亢进是指性欲望过于亢奋,见异思交,性生活后性欲望无明显降低。男性性欲望和性冲动强烈,会使女方产生厌恶,造成夫妻性生活不和谐,对患者的生活造成一定影响。

　　本病属于中医学"花痴""淫癫"等范畴。

一、诊断要点

　　正常情况下,新婚或者久别重逢,男性的性欲望都会持续高涨,房事会稍有频繁。若已有规律的性生活,患者性欲望一直旺盛,不分白天黑夜,要求多次性生活,甚者性生活后性欲望无法得到满足,则属于性欲亢进。

（一）症状

阴茎正常勃起,多次同房且有规律的同房频率,性欲望得不到满足。

（二）辅助检查

检查内分泌可有血清睾酮水平偏高,头颅 CT 可能发现肿瘤。

（三）鉴别诊断

性欲亢进主要与生理性性欲旺盛区分,青壮年往往精力充沛,一般情况下一天内可完成多次同房,新婚后年轻人多数如此,不属于病态。夫妻久别重逢,亦可出现生理性的性欲旺盛。

二、西医治疗要点

（一）一般治疗

患者应戒酒,忌辛辣刺激食物;鼓励多参与社会活动,提高文化修养,树立正确的性观念。

（二）西药治疗

对于药物引起的性欲亢进,应减少剂量或停用药物。对于血清睾酮水平偏高者,可予以雌激素治疗,如己烯雌酚。同时配合予以睡前安定片口服治疗。

（三）其他治疗

进行一定的性知识科普,心理疗法等。

三、中成药应用

（一）基本病机

中医认为性欲亢进与"火"有关,火有虚实之分。虚者阴不制阳,水不制火,则虚火亢进,扰动心身。实者肝郁气滞,化而为火,相火亢进而宗筋易纵。或湿热下注,郁于下焦,不得宣发,而动精室。

（二）辨证分型使用中成药

性欲亢进常用中成药一览表

证型	常用中成药
阴虚火旺证	天王补心丹、知柏地黄丸、大补阴丸
湿热下注证	龙胆泻肝丸、八正片
肝郁化火证	逍遥丸

1. 阴虚火旺证

〔证候〕主症:性欲亢进,性生活频繁,阴茎易举。次症:伴有腰膝酸软,遗精早泄,伴有五心烦热、失眠,可有头晕耳鸣。舌脉:舌红,苔少,脉细数或弦。

〔治则〕滋阴降火。

〔方药〕知柏地黄汤加减。

〔中成药〕(1)天王补心丹（医保目录）(由人参、茯苓、玄参、丹参、桔梗、远志、当归、五味、麦门冬、天门冬、柏子仁、酸枣仁、生地黄组成)。功能主治:滋阴清热,养血安神。用于阴虚血少之性欲亢进,可有神志不安、心悸怔忡,虚烦失眠,神疲健忘,或梦遗,手足心热,口舌生疮,大便干结者。用法用量:口服,水蜜丸1次6g,小蜜丸1次9g,大蜜丸1次1丸,1日2次。疗程为4周。

(2)知柏地黄丸(浓缩丸)（药典）[由知母、熟地黄、牡丹皮、茯苓、黄柏、山茱萸(制)、山药、泽泻组成]。功能主治:滋阴降火。用于阴虚火旺之性欲亢进,可有潮热盗汗,口干咽痛,耳鸣遗精,小便短赤。用法用量:口服。1次8丸,1日3次。疗程为2周。

(3)大补阴丸（药典）(由熟地黄、盐知母、盐黄柏、醋龟甲、猪脊髓组成)。功能主治:滋阴降火。用于阴虚火旺之性欲亢进,可有潮热盗汗,咳嗽咯血,耳鸣遗精。用法用量:口服,水蜜丸1次6g,1日2~3次;大蜜丸1次1丸,1日2次。疗程为4周。

2. 湿热下注证

〔证候〕主症:性欲亢奋,阴茎未受性刺激也可勃起。次症:烦躁易怒,口干苦,小便黄,大便干。舌脉:舌红,苔黄腻,脉滑或弦滑。

〔治则〕清热利湿。

〔方药〕四妙丸加味。

〔中成药〕(1)龙胆泻肝丸（药典）(由龙胆、柴胡、黄芩、栀子、泽泻、木通、盐车前子、酒当归、地黄、炙甘草组成)。功能主治:清肝胆,利湿热。用于肝胆湿热之性欲亢进,头晕目赤,耳鸣耳聋,耳肿疼痛,胁痛口苦,尿赤涩痛,湿热带下。用法用量:口服。1次3~6g,1日2次。疗程为2周。

(2)八正片（医保目录）[由瞿麦、车前子(炒)、萹蓄、大黄、滑石、川木通、栀子、灯心草、甘草组成]。功能主治:清热,利尿,通淋。用于湿热下注之性欲亢进,可有小便短赤,淋沥涩痛,口燥咽干。用法用量:口服,1次2.5g,1日3次,4周为一疗程。

3. 肝郁化火证

〔证候〕主症:性欲亢进,阴茎不易疲软,情志抑郁。次症:胸胁疼痛,心烦少寐,腹部胀满不舒,可有梦遗。**舌脉**:舌淡红或黯红,苔白,脉沉弦。

〔**治则**〕疏肝解郁。

〔**方药**〕丹栀逍遥散加减。

〔**中成药**〕逍遥丸^{药典}(由柴胡、当归、白芍、炒白术、茯苓、炙甘草、薄荷组成)。功能主治:疏肝健脾。用于肝气郁结之性欲亢进,可有郁闷不舒、胸胁胀痛、头晕目眩、食欲减退。用法用量:口服。小蜜丸 1 次 9g,大蜜丸 1 次 1 丸,1日 2 次。疗程为 8 周。

四、单验方

1. 刘昌青(邹平县人民医院)**验方**　礞石知柏黄泽汤。

礞石 24g、知母 12g、黄柏 9g、生大黄 9g、泽泻 15g。功效:清泻相火,清热化痰。用于君相火旺,湿热内蕴者。

2. 王明剑(四川石油局南充二医院分院)**验方**　平亢汤。

知母、黄柏、酸枣仁、生地各 15g,丹皮、天门冬各 12g。功效:滋阴泻火,宁心安神。用于肾阴亏损,相火妄动者。

3. 柏庆江(集安市医院)**验方**　引火两安汤。

玄参 15g、麦冬 10g、牡丹皮 10g、沙参 15g、黄连 6g、肉桂 3g。功效:滋阴降火。用于阴虚火旺者。

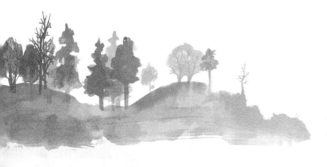

第二章　男性不育

第一节　少弱精子症

少精子症是指精液检查中精子数目下降,弱精子症指精子活力下降,临床上少精子症与弱精子症常同时存在,此时称之为少弱精子症。少弱精子症是导致男性不育的重要原因之一,多因患者婚后一年以上未育或曾经生育而后一年以上未育,经精液分析,精子数目下降与活力低下而确诊。

本病属于中医学"精冷""精寒""精清"等范畴。

一、诊断要点

少弱精子症主要根据精液常规分析和病史询问作出诊断。

(一)症状

特发性少弱精子症患者无特殊临床症状,部分患者因不育而伴焦虑症状。继发于其他疾病而导致的少弱精子症常常伴有原发基础疾病的症状,如严重精索静脉曲张所致的阴囊坠胀痛,泌尿生殖系统慢性炎症导致的排尿异常及小腹、腰骶部疼痛不适感。

(二)体征

可见睾丸发育不良、附睾僵硬肿大结节、精索静脉曲张、隐睾等。

(三)辅助检查

1. 精液分析　连续 3 次以上的精液常规分析提示精子前向运动(a+b 级)小于 50% 或快速直线前向运动的精子小于 25%,每毫升精液中精子数目低于 20×10^6 个,其他参数正常或基本正常者。

2. 其他辅助检查　附睾、输精管、精囊和前列腺等生殖道感染、性激素检查异常、内分泌免疫因素异常、染色体及基因检测异常、精索静脉曲张等其他影响精子数目与活力的检查结果,均可诊断为少弱精子症。

(四)鉴别诊断

与少精液症、无精子症、精子存活率减少及死精症相鉴别。

二、西医治疗要点

（一）西药治疗

内分泌功能低下者,可用他莫昔芬、氯米芬、雄激素治疗;性腺或附性腺炎症、结核者,可用抗感染、抗结核治疗;抗氧化或能量补充,可选用胰激肽原酶、左卡尼丁、辅酶 Q10、复合维生素等。

（二）手术治疗

精索静脉曲张导致的少弱精症,予手术治疗。

（三）辅助生殖技术

可采用精子优化技术或分次冷冻保存精液行人工授精,严重少精子症可行体外受精或卵胞浆内单精子显微注射技术。

三、中成药应用

（一）基本病机

少弱精子症的病因不外乎先天不足、房劳过度、饮食不节、内伤七情等,病机总归于脏腑功能失调,机体功能障碍。总以肾精气亏虚为主因,与湿热、气滞、血瘀等独见或并见。不同的疾病所致有不同的兼证,泌尿生殖系统感染所致的少弱精症者以肾虚湿热为主要病机,精索静脉曲张所致者以肾虚血瘀为主要病机,前期分别治以清湿热、活血化瘀法,后期治以补肾填髓生精法。其病位主要在肾,与肝、脾胃关系密切。

（二）辨证分型使用中成药

少弱精子症常用中成药一览表

证型	常用中成药
肾精亏虚证	麒麟丸、五子衍宗丸、龟鹿二仙膏
肾阳不足证	生精胶囊、龙鹿胶囊、复方玄驹胶囊
肾阴亏虚证	六味地黄丸、左归丸、大补阴丸
气血两虚证	归脾丸、卫生培元丸、十全大补丸
湿热下注证	龙胆泻肝丸、宁泌泰胶囊、萆薢分清丸
气滞血瘀证	血府逐瘀丸、桂枝茯苓丸、脉管复康片

1. 肾精亏虚证

〔证候〕**主症**:精液量多少于 1.5ml,且精液清稀;腰膝酸软,神疲肢倦,性功能减退。**次症**:健忘恍惚,头晕耳鸣。**舌脉**:舌淡苔薄,脉细。

〔治则〕大补真元,滋肾填精。

〔方药〕大补元煎。

〔中成药〕(1) 麒麟丸^(指南推荐)(由何首乌、墨旱莲、淫羊藿、菟丝子、锁阳、党参、郁金、枸杞子、覆盆子、山药、丹参、黄芪、白芍、青皮、桑椹组成)。功能主治:补肾益精。用于肾精亏虚所致的不育、遗精、腰痛等。用法用量:每次 6g,1 日 2~3 次,3 月一疗程。

(2) 五子衍宗丸^(药典)(由枸杞子、菟丝子、覆盆子、五味子、车前子组成)。功能主治:补肾益精。用于肾精亏虚所致的不育、遗精、腰痛等。用法用量:水蜜丸 1 次 6g,小蜜丸 1 次 9g,大蜜丸 1 次 1 丸,1 日 2 次,3 月一疗程。

(3) 龟鹿二仙膏^(药典)(由龟甲、鹿角、党参、枸杞子组成)。功能主治:温肾益精,补气养血。用于肾虚精亏所致的腰膝酸软、遗精、阳痿、不育等。用法用量:1 次 15~20g,1 日 3 次,3 月一疗程。

2. 肾阳不足证

〔证候〕**主症**:精液清冷,精子稀少,活率低,活动力弱;畏寒肢冷,睾丸较小而质软,大便溏,小便清长,**次症**:精神萎靡,腰膝酸软,性欲减退,阴茎痿软不举。**舌脉**:舌淡苔薄白,脉沉细或沉迟无力。

〔治则〕温补肾阳。

〔方药〕右归丸。

〔中成药〕(1) 生精胶囊^(指南推荐)(由鹿茸、枸杞子、人参、冬虫夏草、菟丝子、沙苑子、淫羊藿、黄精、何首乌、桑椹、补骨脂、骨碎补、仙茅、金樱子、覆盆子、杜仲、大血藤、马鞭草、银杏叶组成)。功能主治:补肾益精,滋阴壮阳。用于肾阳不足所致腰膝酸软,头晕耳鸣,神疲乏力,男子无精、少精、弱精、精液不液化等症。用法用量:口服,1 次 1.6g,1 日 3 次,3 月一疗程。

(2) 龙鹿胶囊^(药监局)[由人参、鹿茸、淫羊藿、狗鞭、驴鞭、熟地黄、山茱萸、五味子(酒蒸)、海龙、附子(制)、补骨脂等多味中药组成]。功能主治:温肾壮阳、益气滋肾。用于元气亏虚,精神萎靡,食欲不振;男子阳衰,精寒无子,遗精阳痿,举而不坚;女子宫寒,久不孕育见上述证候者。用法用量:口服,1 次 3~5 粒,1 日 3 次,3 月一疗程。

(3) 复方玄驹胶囊^(指南推荐)(由黑蚂蚁、淫羊藿、枸杞子、蛇床子组成)。功能主治:温肾、壮阳、益精。用于肾阳虚型精弱症,症见精子活力低下,神疲乏力,精神不振,腰膝酸软,少腹阴器发凉,精冷滑泄,肢冷尿频,性欲低下,功能性勃起功能障碍等。用法用量:口服,1次3粒,1日3次,4周为一疗程。

3. 肾阴亏虚证

〔证候〕主症:精液量少,精子数少,液化不良,畸形精子较多等;腰膝酸软,五心烦热,潮热盗汗,咽燥口干;次症:形体消瘦,面色潮红,早泄遗精,性欲强、阳强易举。舌脉:舌红少苔,脉细数。

〔治则〕滋养肾阴。

〔方药〕知柏地黄汤加减。

〔中成药〕(1)六味地黄丸^(药典)(由熟地黄、酒萸肉、牡丹皮、山药、茯苓、泽泻组成)。功能主治:滋阴补肾。用于少弱精症见肾阴亏损,头晕耳鸣,腰膝酸软,骨蒸潮热,盗汗遗精,消渴者。用法用量:大蜜丸1次1丸,1日2次。

(2)左归丸^(医保目录)(由枸杞子、龟甲胶、鹿角胶、牛膝、山药、山茱萸、熟地、菟丝子组成)。功能主治:滋补肾阴。用于真阴不足所致精弱,腰膝酸软,盗汗,神疲口燥者。用法用量:口服,1次9g,2次/日,2~3月一疗程。

(3)大补阴丸^(药典)(由熟地黄、盐知母、盐黄柏、醋龟甲、猪脊髓组成)。功能主治:滋阴降火。用于阴虚火旺,潮热盗汗,咳嗽咯血,耳鸣,属于肾阴亏虚不育者。用法用量:口服,水蜜丸1次6g,1日2~3次,2~3月一疗程。

4. 气血两虚证

〔证候〕主症:婚后不育,精液量少,面色萎黄,形体衰弱。次症:神疲乏力,头晕目眩,心悸气短,失眠多梦。舌脉:舌淡、苔薄白,脉细弱。

〔治则〕补中益气,养血生精。

〔方药〕八珍汤加减。

〔中成药〕(1)归脾丸^(药典)(由党参、炒白术、炙黄芪、炙甘草、茯苓、制远志、炒酸枣仁、龙眼肉、当归、木香、大枣组成)。功能主治:益气健脾,养血安神。用于少弱精症,症见心脾两虚,气短心悸,失眠多梦,头昏头晕,肢倦乏力,食欲不振,崩漏便血。用法用量:用温开水或生姜汤送服,水蜜丸1次6g,小蜜丸1次9g,大蜜丸1次1丸,1日3次。

(2)卫生培元丸^(医保目录)〔由白术、当归、杜仲、枸杞子、茯苓、白芍(酒制)、山药、人参、党参、熟地黄、酸枣仁、砂仁、丹参、甘草、鹿茸、黄芪、肉桂、远志、陈皮、川芎组成〕。功能主治:大补元气。用于气血两虚,面色萎黄,食欲不振,四肢乏力、少弱精症。用法用量:口服,1次1丸,1日2次,2~3月一疗程。

(3)十全大补丸^(药典)〔由党参、白术(炒)、茯苓、炙甘草、当归、川芎、白芍(酒炒)、熟地黄、炙黄芪、肉桂组成〕。功能主治:温补气血。用于气血两虚,面色苍白,气短心悸,头晕自汗,体倦乏力,四肢不温者。用法用量:水蜜丸1次30粒(6g),大蜜丸1次1丸,1日2次,2~3月一疗程。

5. 湿热下注证

〔证候〕**主症**:婚后不育,精液黏稠而不液化,口苦咽干,阴囊潮湿,瘙痒腥臭,阴囊胀痛,小便灼热涩痛,尿色黄。**次症**:胸胁胀满,少腹或会阴部不适。**舌脉**:舌红,苔黄腻,脉弦数。

〔治则〕清热利湿,兼补阴精。

〔方药〕龙胆泻肝汤加减。

〔中成药〕(1)龙胆泻肝丸^(药典)(由龙胆、柴胡、黄芩、栀子、泽泻、木通、盐车前子、酒当归、地黄、炙甘草组成)。功能主治:清肝胆,利湿热。用于少弱精症,症见肝胆湿热,头晕目赤,耳鸣耳聋,耳肿疼痛,胁痛口苦,尿赤涩痛者。用法用量:口服,1次3~6g,1日2次。注意:该中成药含有木通,有高血压、心脏病、肝病、糖尿病、肾病等慢性病严重者慎用,不宜长期使用,疗程1周。

(2)宁泌泰胶囊^(医保目录)(由四季红、芙蓉叶、仙鹤草、大风藤、白茅根、连翘、三棵针组成)。功能主治:利湿通淋,清热解毒。主治因慢性前列腺炎引起的精液不液化所致的少弱精症。用法用量:口服,1次3~4粒,1日3次。

(3)萆薢分清丸^(药典)(由粉萆薢、石菖蒲、甘草、乌药、盐益智仁组成)。功能主治:清热利湿,主治肾不化气,清浊不分所致的精弱,白浊,小便频数等。用法用量:口服,1次6~9g,1日2次。

6. 气滞血瘀证

〔证候〕**主症**:精子偏少,或因精道瘀阻而出现无精子;或睾丸发育不良,则畸形精子多;少腹隐痛,睾丸坠胀疼痛。**次症**:胸胁胀满,烦躁易怒,可有阳痿或不射精,少腹不适,茎中刺痛。**舌脉**:舌质黯红,边尖有瘀斑、瘀点,苔薄白或少津,脉涩。

〔治则〕行气活血,化瘀生精。

〔方药〕桃红四物汤加减。

〔中成药〕(1)血府逐瘀丸^(药典)(由柴胡、地黄、红花、麸炒枳壳、川芎、桔梗、当归、赤芍、桃仁、甘草、牛膝组成)。功能主治:活血祛瘀,行气止痛。用于少弱精症,症见精道瘀阻、睾丸坠胀疼痛、舌质黯红,边尖有瘀斑、瘀点等气滞血瘀者。用法用量:空腹时用红糖水送服,1次1~2丸,1日两次。

(2)桂枝茯苓丸^(药典)(由桂枝、茯苓、牡丹皮、赤芍、桃仁组成)。功能主治:活血、化瘀、消癥。用于气滞血瘀所致的精弱。用法用量:1次1丸,1日1~2次。

(3)脉管复康片^(医保目录)(由丹参、鸡血藤、郁金、乳香、没药组成)。功能主治:活血化瘀、通经活络。用于精索静脉曲张所致的少弱精症。用法用量:口服,1次4片,1日3次。

四、单验方

1. 贺菊乔(湖南中医药大学第一附属医院)验方 生精育子汤。

熟地黄15g、枣皮10g、菟丝子15g、枸杞子15g、女贞子15g、鹿胶10g、黄芪15g、仙灵脾12g、仙茅10g、金樱子15g、怀山药20g、当归15g。功效:益肾填精,生精种子。用于肾精亏虚所致的少弱精症。

2. 崔云(浙江中医药大学附属宁波市中医院)验方 通精灵。

柴胡8g、炒露蜂房5g、红花10g、丹参20g、三七粉6g、枸杞子15g、五加皮15g、菟丝子20g、煅龙骨30g、煅牡蛎30g。功效:疏肝通络、活血祛瘀、补肾强精。用于精索静脉曲张所致的少精弱精症者。

3. **单方一** 枸杞子30g。用法:嚼服或水煎服,1日1次。适用于多种原因引起的男性不育,尤其是肾精亏损、气血两虚的少弱精症者。

4. **单方二** 熟地黄30g。用法:水煎服或隔水炖煮、蒸、焖服用,1日1次。适宜于肾阴虚损、血虚所致的少弱精症。

 第二节 畸形精子症 •┈┈┈┈┈┈┈┈┈┈┈┈┈┈┈┈┈┈

畸精症是指正常男性在精液检查中正常形态精子低于4%者。畸形精子是指头、体、尾的形态变异,头部畸形有巨大头、无定形、双头等;体部畸形有体部粗大、折裂、不完整等;尾部畸形有卷尾、双尾、缺尾等即可诊断为畸精症。往往是在已婚青壮年男性当有生育需求而不得时,就医过程中检查发现。

本病属于中医学"精冷""精清"等范畴。

一、诊断要点

(一)症状

本病多数无任何不适症状,只以精液检查报告为诊断依据。有些可有一些局部病变如前列腺炎、尿道炎、精索静脉曲张或性功能障碍或阴囊、会阴潮湿,或少腹腰骶部疼痛不适等症状。

（二）体征

部分可见睾丸发育不良、精索静脉曲张、隐睾等。

（三）辅助检查

精液常规检查、精子形态学分析、性激素水平测定。必要的内分泌系统疾病检查、血管系统疾病检查、彩色超声波检查、前列腺液常规检查、血清中重金属元素检测；对兼有严重少精子症的患者，需进行染色体核型分析和 AZF 检查。

（四）鉴别诊断

与弱精子症、死精子症、精子凝集症相鉴别。

二、西医治疗要点

（一）西药治疗

畸形精子症目前属于男性不育的疑难杂症，西医学对畸形精子症的治疗尚缺乏特别有效的治疗方法。目前常用的方法有：①内分泌治疗，包括抗雌激素药物和小剂量雄激素药物，常用药物为枸橼酸氯米芬、他莫昔芬、十一酸睾酮；②抗氧化治疗，常用药物有维生素 E、维生素 C、左卡尼汀、己酮可可碱、谷胱甘肽等；③微量元素治疗，主要是微量元素锌和硒。

（二）手术治疗

精索静脉曲张导致的畸形精子症者，予手术治疗。

（三）辅助生殖技术

随着辅助生殖技术的发展，对部分无法改变的畸形精子者，可行卵胞浆内单精子显微注射技术和常规体外受精术。

三、中成药应用

（一）基本病机

畸精症是引起男性不育的常见原因，导致畸精症的因素有很多，造成精子畸形部位的原因各不相同，肾虚湿热、血瘀是造成畸形精子发生的主要病机。"肾者主水""肾主藏精""肾主生殖"，故中医认为畸精主要与肾脏有关，或肾精不足，或肾阳虚，或肾阴不足；实证多为肝经湿热瘀注于下焦，或肝失疏泄，气滞血瘀。畸形精子症总的病机为肾虚为主，兼以湿热血瘀，治疗上应辨明虚实，虚则补之，实则泻之，治疗当以补虚为主，兼以清热利湿、活血化瘀。

（二）辨证分型使用中成药

畸形精子症常用中成药一览表

证型	常用中成药
肾精亏虚证	麒麟丸、五子衍宗丸、还少丹
肾阳不足证	赞化鹿茸丸、龟龄集、复方玄驹胶囊
肾阴亏虚证	六味地黄丸、大补阴丸、左归丸
湿热下注证	龙胆泻肝丸、萆薢分清丸
气滞血瘀证	血府逐瘀丸、桂枝茯苓丸

1. 肾精亏虚证

〔**证候**〕主症:精子畸形率高,性功能减退,成人早衰,神疲乏力,腰膝酸软;次症:头晕目眩、耳聋、耳鸣、发落齿松,健忘,精神迟钝。舌脉:舌红苔少,脉细无力。

〔**治则**〕滋补肾水,填精益髓。

〔**方药**〕左归丸加减。

〔**中成药**〕(1)麒麟丸^(指南推荐)(由何首乌、墨旱莲、淫羊藿、菟丝子、锁阳、党参、郁金、枸杞子、覆盆子、山药、丹参、黄芪、白芍、青皮、桑椹组成)。功能主治:补肾益精。用于肾精亏虚所致的不育、遗精、腰痛等。用法用量:口服。每次6g,1日2~3次,2~3月为一疗程。

(2)五子衍宗丸^(药典)(由枸杞子、菟丝子、覆盆子、五味子、车前子组成)。功能主治:补肾益精。用于肾精亏虚所致的不育、遗精、腰痛等。用法用量:口服,水蜜丸1次6g,小蜜丸1次9g,大蜜丸1次1丸,1日2次,2~3月为一疗程。

(3)还少丹^(医保目录)(由枸杞子、茯苓、小茴香、沉香、乌药、肉桂、山药、牛膝、远志、褚实子、五味子、巴戟天、肉苁蓉组成)。功能主治:温补脾肾,养心安神。用于肾精亏虚所致的不育症。用法用量:口服,1次6~9g,1日2次,2~3月为一疗程。

2. 肾阳不足证

〔**证候**〕主症:婚后不育,阳事不举,举而不坚,精子畸形率高,性欲减退,精冷不育,阴部冷凉。次症:肢体畏寒,面色苍白,小便清长,大便稀溏。舌脉:舌淡苔白,脉沉细。

〔**治则**〕温肾助阳,暖肾固本。

〔**方药**〕右归丸加减。

〔**中成药**〕（1）赞化鹿茸丸^(指南推荐)〔由鹿茸、当归、酸枣仁、鹿角霜、柏子仁、熟地黄、肉苁蓉、鹿角胶、黄芪、附子(制)组成〕。功能主治:补肾益精,扶肾壮阳。用于诸虚百损,心肾不交,阳痿不举,疝气腹痛,腰腿酸痛、精子畸形等症。用法用量:口服,1次1丸,1日2次,2~3月为一疗程。

（2）龟龄集^(药典)（由人参、鹿茸、海马、枸杞子、丁香、穿山甲、雀脑、牛膝、锁阳、熟地黄、补骨脂、菟丝子、杜仲、石燕、肉苁蓉、甘草、天冬、淫羊藿、大青盐、砂仁等组成）。功能主治:强身补脑,固肾补气,增进食欲。用于肾亏阳弱,记忆减退,夜梦精溢,腰酸腿软,气虚咳嗽,五更溏泄,食欲不振等见上述证候者。用法用量:口服,1次0.6g,1日1次,早饭前2小时用淡盐水送服,3~6月为一疗程。

（3）复方玄驹胶囊^(指南推荐)（由黑蚂蚁、淫羊藿、枸杞子、蛇床子组成）。功能主治:温肾、壮阳、益精。用于肾阳虚型精子畸形症,症见精子畸形率高,神疲乏力,精神不振,腰膝酸软,少腹阴器发凉,精冷滑泄,肢冷尿频,性欲低下,功能性勃起功能障碍等。用法用量:口服,1次3粒,1日3次,4周为一疗程,2~3月为一疗程。

3. **肾阴亏虚证**

〔**证候**〕主症:婚后不育,阳事易举,精子畸形率高,口干口渴,五心烦热。次症:耳鸣、多梦、失眠。舌脉:舌红少苔,脉细数。

〔**治则**〕滋养肾阴,益精种子。

〔**方药**〕知柏地黄汤加减。

〔**中成药**〕（1）六味地黄丸^(药典)（由熟地黄、酒萸肉、牡丹皮、山药、茯苓、泽泻组成）。功能主治:滋阴补肾。用于少弱精症,症见肾阴亏损,头晕耳鸣,腰膝酸软,骨蒸潮热,盗汗遗精,消渴者。用法用量:大蜜丸1次1丸,1日2次。

（2）大补阴丸^(药典)（由熟地黄,盐知母、盐黄柏、醋龟甲、猪脊髓组成）。功能主治:滋阴降火。用于阴虚火旺,潮热盗汗,咳嗽咯血,耳鸣,属于肾阴亏虚不育者。用法用量:口服,水蜜丸1次6g,1日2~3次,2~3月为一疗程。

（3）左归丸^(医保目录)（由枸杞子、龟甲胶、鹿角胶、牛膝、山药、山茱萸、熟地、菟丝子组成）。功能主治:滋补肾阴。用于真阴不足所致精弱,腰膝酸软,盗汗,神疲口燥者。用法用量:口服,1次9g,1日2次,2~3月为一疗程。

4. **湿热下注证**

〔**证候**〕主症:婚久不育,精子畸形率高,体质偏胖,喜食油腻辛辣,口苦咽干,阴囊潮湿,瘙痒腥臭,小腹阴囊胀痛,小便灼热涩痛,尿色黄。次症:胸胁胀满,大便干结。**舌脉:**舌红,苔黄腻,脉弦数。

〔**治则**〕清热利湿,通精利尿。

〔**方药**〕柴胡胜湿汤加减。

〔**中成药**〕(1)龙胆泻肝丸^(药典)[由龙胆、柴胡、黄芩、栀子(炒)、泽泻、木通、车前子(盐炒)、当归(酒炒)、地黄、炙甘草组成]。功能主治:用于畸形精子症,症见清肝胆,利湿热。用于肝胆湿热,头晕目赤,耳鸣耳聋,耳肿疼痛,胁痛口苦,尿赤涩痛者。用法用量:口服,1次3~6g,1日2次。注意:该中成药含有木通,有高血压、心脏病、肝病、糖尿病、肾病等慢性病严重者慎用,不宜长期使用,疗程1周。

(2)萆薢分清丸^(药典)(由粉萆薢、石菖蒲、甘草、乌药、盐益智仁组成)。功能主治:清热利湿,主治肾不化气,清浊不分所致的精弱,白浊,小便频数等。用法用量:口服,1次6~9g,1日2次。

5. 气滞血瘀证

〔**证候**〕**主症:**婚后不育,伴精神抑郁,会阴胀痛,面色紫黯。**次症:**皮肤粗糙,少腹不适,茎中刺痛。**舌脉:**舌黯红或有瘀斑,脉弦涩。

〔**治则**〕行气活血,化瘀生精。

〔**方药**〕血府逐瘀汤加减。

〔**中成药**〕(1)血府逐瘀丸^(药典)(由柴胡、地黄、红花、麸炒枳壳、川芎、桔梗、当归、赤芍、桃仁、甘草、牛膝组成)。功能主治:活血祛瘀,行气止痛。用于用于畸形精子症,症见气滞血瘀者。用法用量:空腹时用红糖水送服,1次1~2丸,1日两次。

(2)桂枝茯苓丸^(药典)(由桂枝、茯苓、牡丹皮、赤芍、桃仁组成)。功能主治:活血、化瘀、消癥。用于气滞血瘀所致的精子畸形症。用法用量:1次1丸,1日1~2次。

四、单验方

1. 徐福松(江苏省中医院)验方　徐氏温胆汤。

姜半夏10g、陈皮6g、茯苓10g、炒竹茹10g、炒枳壳6g、天竺黄6g、炙远志10g、石菖蒲6g、炒酸枣仁10g、矾郁金10g、生姜3g、炙甘草3g。功效:祛痰化湿、清热除烦、解郁安神。用于肝气郁结、痰气交阻所致的畸形精子症。

2. 鲍严钟(杭州红会医院)验方　育精汤。

制首乌15g、韭菜子12g、当归12g、熟地12g、菟丝子12g、覆盆子12g、淫羊藿12g、川牛膝12g。功效:补肾壮阳,生精种子。用于肾阳亏虚所致不育者。

第三节 死精子症

死精子症,又称死精过多症,是指多次精液检查,精子成活率减少,死精子超过 40%,甚至精液中的精子绝大多数是死精子,精子存活率为零。在精液异常中极为常见,是男子不育的重要原因之一。

本病中医统属于"无子""不育"范畴。

一、诊断要点

主要依据是精液化验,死精子 40% 以上即可确诊。

(一)病史

患者有生殖器官炎症如慢性精囊炎、睾丸炎、附睾炎、慢性前列腺炎等病史。

(二)症状

表现颇不一致,有的病人无临床症状;部分病人或有慢性前列腺炎病史、睾丸炎、精囊炎等;有的病人或有遗精早泄或性欲低下。

(三)体征

精液常规或前列腺液常规中常同时出现脓细胞。

(四)辅助检查

精液检查,连续 3 次以上,精子活率在 60% 以下,或死精子超过 40%。或排精后 1h 内死精子多于 50%,6h 死精子多于 70%(连测 3 次)。病史与体检可获得相关因素,如生殖系感染、嗜酒、高温作业等。精浆果糖测定减少,精液支原体培养可为阳性等。

(五)鉴别诊断

假死精子症。因检查方法不妥,或不按规定而人为造成死精子过多;活动力极弱或不活动精子,可采用半滴曙红染液,加半滴酒精混匀后推成涂片,吹干后立即镜检,染色者为死精子,不染色者为活精子。

二、西医治疗要点

生殖系统有感染者,要采取综合措施进行治疗,对慢性前列腺、精囊炎要选用较易进入、局部较易达到较高浓度的抗生素;对慢性非细菌性前列腺、精囊炎,采用非激素类抗生素抗炎药物,如阿司匹林、吲哚美辛等;有支原体感染者,可用强力霉素或四环素治疗。在控制感染的同时,还应选用促进精子生成与提高精子活动力的药物。

三、中成药应用

(一) 基本病机

1. 肾阳不足 先天肾气不足,房事过度,肾气损伤,肾亏精少,精宫虚寒。

2. 阴虚内热 素体阴虚,阴亏内热,热灼精液。

3. 湿热内蕴 过食油腻之物,酗酒、吸烟过度或素体湿热之邪,湿热困扰精宫。

4. 气滞血瘀 精神抑郁,肝失条达,肝气郁结,气滞血瘀,气血运行不畅,精子失于气血濡养。

(二) 辨证分型使用中成药

死精子症常用中成药一览表

证型	常用中成药
湿热下注证	宁泌泰胶囊、八正片
气滞血瘀证	前列欣胶囊、丹栀逍遥丸
肾阳不足证	复方玄驹胶囊、右归丸
肾阴亏虚证	大补阴丸、左归丸

1. 湿热下注证

〔证候〕主症:死精子过多,精热或血精,会阴胀痛不适,尿后滴白,小便短黄;次症:口干而苦,性交后睾丸及耻骨附近憋胀不适。舌脉:舌红,苔黄腻,脉滑实或弦数。

〔治则〕清热利湿。

〔方药〕八正散或龙胆泻肝汤加减。

〔中成药〕(1) 宁泌泰胶囊^(医保目录)(由四季红、芙蓉叶、仙鹤草、大风藤、白茅根、连翘、三棵针组成)。功能主治:清热解毒,利湿通淋。用于湿热蕴结所致淋证,症见小便不利,淋沥涩痛,尿血,以及下尿路感染、慢性前列腺炎、死精子症见上述证候者。用法用量:口服,1次3~4粒,1日3次;7天为1个疗程。

(2) 八正片^(医保目录)[由瞿麦、车前子(炒)、萹蓄、大黄、滑石、川木通、栀子、甘草、灯心草组成〕。功能主治:清热,利尿,通淋。用于湿热下注所致的死精子症,小便短赤、淋沥涩痛、口燥咽干。用法用量:口服,1次3~4片,1日3次。

2. 气滞血瘀证

〔证候〕主症:死精子过多,会阴部、或外生殖器区、或下腹部、或耻骨上区、或腰骶及肛周疼痛,以上部位坠胀。次症:胸胁胀满,烦躁易怒,尿后滴沥,尿刺痛,小便淋沥不畅。舌脉:舌质黯或有瘀点、瘀斑,苔薄白或少苔,脉弦或涩。

〔治则〕疏肝理气,活血祛瘀。

〔方药〕丹栀逍遥散加减。

〔中成药〕(1)前列欣胶囊^(指南推荐)(由炒桃仁、炒没药、丹参、赤芍、红花、泽兰、炒王不留行、皂角刺、败酱草、蒲公英、川楝子、白芷、石韦、枸杞子组成)。功能主治:活血化瘀,清热利湿。用于瘀血凝聚,湿热下注所致的淋证,症见尿急、尿痛、排尿不畅、滴沥不净;慢性前列腺炎、前列腺增生、死精子症见上述证候者。用法用量:口服,1次2~3g,1日3次或遵医嘱。

(2)丹栀逍遥丸^(医保目录)(由牡丹皮、焦栀子、酒柴胡、酒白芍、当归、茯苓、炒白术、薄荷、炙甘草、生姜组成)。功能主治:疏肝解郁,清热调经。用于肝郁化火,胸胁胀痛,烦闷急躁,颊赤口干,食欲不振或有潮热,妇女月经先期,经行不畅,乳房与少腹胀痛,男子死精子症等。用法用量:口服,1次6~9g,1日2次。

3. 肾阳不足证

〔证候〕主症:死精子过多,生育能力低下,畏寒怕冷,性欲淡漠,或射精无力,夜尿增多。次症:腰膝酸软,精神萎靡,阳痿或性欲低下。舌脉:舌淡红,苔薄白,脉沉弱。

〔治则〕温肾壮阳,滋肾益精。

〔方药〕右归丸加减。

〔中成药〕(1)复方玄驹胶囊^(指南推荐)(由黑蚂蚁、淫羊藿、枸杞子、蛇床子组成)。功能主治:温肾、壮阳、益精。用于肾阳虚型,症见神疲乏力,精神不振,腰膝酸软,少腹阴器发凉,精冷滑泄,死精子过多,肢冷尿频,性欲低下,功能性勃起功能障碍等。用法用量:口服,1次3粒,1日3次;4周为1疗程。

(2)右归丸^(药典)(由熟地黄、炮附片、肉桂、山药、酒炙山茱萸、菟丝子、鹿角胶、枸杞子、当归、盐炒杜仲组成)。功能主治:温补肾阳,填精止遗。适用于肾阳不足,命门火衰之腰膝酸冷,精神不振,怯寒畏冷,阳痿遗精,死精子过多,大便溏薄,尿频而清。用法用量:口服,小蜜丸1次9g,大蜜丸1次1丸,1日3次。

4. 肾阴亏虚证

〔**证候**〕**主症:**死精子过多,精液黏稠,腰膝酸软,五心烦热,口干咽燥,失眠多梦。**次症:**形体消瘦,遗精、早泄、性欲亢进或阳强。**舌脉:**舌红少苔,脉细数。

〔**治则**〕滋补肾阴。

〔**方药**〕左归丸加减。

〔**中成药**〕(1) 大补阴丸^(药典)(由熟地黄,盐知母、盐黄柏、醋龟甲、猪脊髓组成)。功能主治:滋阴降火。适用于阴虚火旺所致死精子症,潮热盗汗,咳嗽咯血,耳鸣。用法用量:口服,水蜜丸 1 次 6g,1 日 2~3 次。

(2) 左归丸^(医保目录)(由熟地黄、菟丝子、牛膝、龟甲胶、鹿角胶、山药、山茱萸、枸杞子、蜂蜜组成)。功能主治:滋肾补阴。用于真阴不足所致死精子症,腰酸膝软,盗汗,神疲口燥。用法用量:口服,1 次 9g,1 日 2 次。

四、单验方

1. 班秀文(首届国医大师)**验方**　活精汤。

熟地 15g、山萸肉 10g、山药 15g、牡丹皮 10g、茯苓 10g、泽泻 6g、麦冬 10g、当归 10g、白芍 6g、女贞子 10g、素馨花 6g、红花 2g、枸杞子 10g、桑椹子 15g。功效:滋肾调肝。用于肾阴亏虚型死精子症所致的不育。

2. 徐福松(全国名老中医,江苏省中医院)**验方**　枸橘汤。

枸橘 10g、青皮 10g、陈皮 10g、川楝子 10g、延胡索 10g、海藻 10g、昆布 10g、牡蛎 10g、续断 10g、秦艽 10g、防风 10g、防己 10g、赤茯苓 10g、赤芍 10g、泽兰 10g、泽泻 10g。功效:软坚化痰,活血化瘀,清热解毒。用于长期慢性睾丸炎导致的死精子症。另服麒麟丸和季德胜蛇药片。

3. **单方一**　狗鞭 1~2 具,烘干研细末。用法:每次白酒兑服 3g,1 日 1 次。适用于肾气不足之死精子症。

4. **单方二**　薏米 30g。用法:水煮成粥,口服,1 日 1 次。适用于湿热蕴结之死精子症。

第四节　精液不液化症

精液不液化症,是指离体精液在 25℃室温下,1h 不液化,或仍含有不液化的凝块。是男性不育症常见的原因之一。据统计,90% 精液不液化病人患有前列腺炎,而前列腺炎患者,精液不液化者约占 12%。

本病属于中医"淋证""精浊"的范畴。

一、诊断要点

患者精液黏稠如胶冻状,精液排出体外后 1h 以上不液化即可确诊。

(一)病史

精液不液化往往是精囊炎和前列腺炎所致前列腺分泌的纤维蛋白酶不足,或微量元素(镁、锌等)缺乏,也有的是先天性前列腺缺如等。前列腺和精囊的分泌物参与了精液的凝固与液化过程,精囊产生的凝固因子引起精液凝固,而前列腺产生的蛋白分解酶、纤溶蛋白酶等精液液化因子使精液液化。一旦精囊或前列腺发生炎症,可使以上因子减少,形成精液不液化症。

(二)症状

患者一般具有正常的性功能与射精能力,往往因婚后久不生育而就医。由于精液黏稠度高,有时出现射精费力和射精疼痛,有的还兼有滴白(前列腺炎症)或血精(精囊腺炎症)。

(三)体征

不液化的精液在显微镜下可见精子凝集成团,不能活动或只缓慢蠕动。

(四)辅助检查

离体精液在 25℃或 37℃恒温水溶箱 1h 仍不液化。精浆果糖测定降低,提示可有精囊炎。精浆锌浓度减低,pH 升高至 8.8,精子活率降低,提示可有前列腺炎。

(五)鉴别诊断

精子凝集症。因血液或精浆中,或精子表面存在抗精子抗体,而引起精子凝集,活力降低。离体精液液化时间在正常范围内。

二、西医治疗要点

抗生素应选择有高度脂溶性、碱性、抗菌谱广、对支原体、衣原体也有效的药物为宜。同时选择精液中白细胞含量高者,疗效更加显著。抗菌治疗可选用磺胺类或奎诺酮类药物,如复方新诺明、诺氟沙星、氧氟沙星、环丙沙星、左氧氟沙星(可乐必妥)等。

一般治疗精液不液化症的要害在于根治精囊和前列腺疾病。大多数患者在前列腺和精囊疾病治愈后,精液不液化也会好转。

三、中成药应用

(一) 基本病机

1. 湿热蕴蒸 嗜酒无度,过食膏粱厚味,或体内素有湿热之邪致湿热下注,清浊不分。

2. 痰浊阻滞 素有痰湿,或后天失养,脾失健运,或外感寒邪,津液凝滞成痰,或阴虚火旺,虚火煎灼津液成痰,湿浊不化。

3. 阴虚火旺 素体阴虚内热,久病伤阴,或过劳熬夜,致阴津内伤,或五志化火,耗损精液,或过服燥湿助阳之药,热盛伤津,火热灼伤精液。

4. 肾阳不足 先天肾阳不足,或大病、久病之后,肾阳不足,或纵欲过度、强力入房,肾阳耗损,或后天脾胃运化失健,不能摄精以养肾,肾阳气化失司,气化不足,阴精凝而不化,或凝久而不化。

(二) 辨证分型使用中成药

精液不液化症常用中成药一览表

证型	常用中成药
湿热下注证	宁泌泰胶囊、龙胆泻肝丸
痰湿内阻证	香砂六君丸、参苓白术散
肾阴亏虚证	六味地黄丸、知柏地黄丸
肾阳不足证	生精胶囊、金匮肾气片

1. 湿热下注证

〔证候〕**主症:**婚后不育,精液黏稠而不液化,色黄,味臭,并有脓、白细胞;小便短赤,阴囊湿痒。**次症:**口干而苦,甚则尿血,伴尿痛感,小腹拘急,腰痛,身倦,嗜睡,纳差。**舌脉:**舌红,苔黄腻,脉濡数或滑数。

〔治则〕清热利湿,滋阴降火。

〔方药〕龙胆泻肝汤加减。

〔中成药〕(1) 宁泌泰胶囊^(医保目录)(由四季红、芙蓉叶、仙鹤草、大风藤、白茅根、连翘、三棵针组成)。功能主治:清热解毒,利湿通淋。用于湿热蕴结所致淋证,症见小便不利,淋沥涩痛,尿血,以及下尿路感染、慢性前列腺炎、精液不液化症见上述证候者。用法用量:口服,1次3~4粒,1日3次;7天为1个疗程。

(2) 龙胆泻肝丸^(药典)(由龙胆、柴胡、黄芩、炒栀子、泽泻、木通、盐炒车前子、酒炒当归、地黄、炙甘草组成)。功能主治:清肝胆,利湿热。用于肝胆湿热,头晕目赤,耳鸣耳聋,胁痛口苦,尿赤,湿热带下,精液不液化症等。用法用量:口服,1次3~6g,1日2次。

2. 痰湿内阻证

〔证候〕主症:婚后不育,精液稠厚而不液化;脘腹痞闷,肢体困重,头胀眩晕,四肢无力,食少纳呆。次症:形体肥胖,小便白浊或淋沥不畅,口黏痰多,腰坠且痛。舌脉:舌淡红,苔白腻或白滑,脉濡缓或细缓。

〔治则〕健脾和胃,益精通窍。

〔方药〕参苓白术散加减。

〔中成药〕(1) 香砂六君丸^(药典)(由木香、砂仁、党参、炒白术、茯苓、炙甘草、陈皮、姜半夏组成)。功能主治:益气健脾,和胃。用于脾胃气滞,消化不良,嗳气食少,脘腹胀满,大便溏泄,痰湿内阻所致的精液不液化症等。用法用量:口服,1次6~9g,1日2~3次。

(2) 参苓白术散^(指南推荐)(由白扁豆、白术、茯苓、甘草、桔梗、莲子、人参、砂仁、山药、薏苡仁组成)。功能主治:补脾胃,益肺气。用于脾胃虚弱,食少便溏,气短咳嗽,肢倦乏力,痰湿内阻所致精液不液化症等。用法用量:口服,1次6~9g,1日2~3次。

3. 肾阴亏虚证

〔证候〕主症:婚后不育,精液黏稠而不液化,腰膝酸软,五心烦热,潮热盗汗,咽干口燥。次症:形体消瘦,面色潮红,早泄遗精,性欲旺盛,阳强易举。舌脉:舌红少苔,或无苔,脉细数。

〔治则〕滋阴降火益精。

〔方药〕六味地黄丸加减。

〔中成药〕(1) 六味地黄丸^(药典)(由熟地黄、酒萸肉、牡丹皮、山药、茯苓、泽泻组成)。功能主治:滋阴补肾。用于肾阴亏损,头晕耳鸣,腰膝酸软,骨蒸潮热,盗汗遗精,精液不液化症等。用法用量:口服,1次9g,1日2次。

(2) 知柏地黄丸^(药典)(由熟地黄、制山茱萸、山药、牡丹皮、茯苓、泽泻、知母、黄柏组成)。功能主治:滋阴降火。用于阴虚火旺,潮热盗汗,口干咽燥,耳鸣遗精,小便短赤,精液不液化症等。用法用量:口服,1次6g,1日2次。

4. 肾阳不足证

〔证候〕主症:婚后不育,精液黏稠而不液化,精神萎靡,疲倦乏力,畏寒怕冷,腰膝酸软,四肢冰凉。次症:阳痿早泄,夜尿频多,小便清长。舌脉:舌淡,苔白,脉沉细或弱。

〔**治则**〕温肾散寒,助阳化气。

〔**方药**〕肾气丸加减。

〔**中成药**〕(1) 生精胶囊^(指南推荐)(由鹿茸、枸杞子、人参、冬虫夏草、菟丝子、沙苑子、淫羊藿、黄精、何首乌、桑椹、补骨脂、骨碎补、仙茅、金樱子、覆盆子、杜仲、大血藤、马鞭草、银杏叶组成)。功能主治:补肾益精,滋阴壮阳。用于肾阳不足所致腰膝酸软,头晕耳鸣,神疲乏力,男子精液不液化等症。用法用量:口服,1 次 1.6g,1 日 3 次。

(2) 金匮肾气片^(医保目录)(由地黄、酒萸肉、山药、牡丹皮、茯苓、泽泻、桂枝、制附子、牛膝、盐车前子组成)。功能主治:温补肾阳,化气行水。用于肾虚水肿,腰膝酸软,小便不利,畏寒肢冷,精液不液化等症。用法用量:口服,1 次 4 片,1 日 2 次。

四、单验方

1. 施汉章(首批全国有独特学术经验和技术专长的老中医药专家,北京中医药大学东直门医院)**验方**　化精汤。

生薏仁 30g、生地 10g、麦冬 15g、女贞子 10g、滑石 20~30g、茯苓 10g、虎杖 12g。功效:滋阴清热,健脾渗湿。用于湿热下注所致的精液不液化症。15 日为 1 疗程,服 1~2 疗程可效。

2. 徐福松(全国名老中医,江苏省中医院)**验方**　苍白二陈汤。

苍术 6g、甘草 6g、制天南星 6g、石菖蒲 6g、白术 10g、茯苓 10g、陈皮 10g、制半夏 10g、柴胡 10g、车前子 10g、枳壳 10g、升麻 10g、山药 20g、丹参 20g。用于痰湿内阻所致的精液不液化症。

3. 华良才(海南中西医结合医院)**验方**　治精液不化方。

当归 10g、生蒲黄 10g、王不留行 10g、制首乌 20g、龟甲 20g、鸡血藤 15g、益母草 15g、怀牛膝 15g、女贞子 15g、熟地 15g、五灵脂 15g、血竭 5g。功效:活血通精。用于血脉瘀阻而引起的精液不液化症。

第五节　无精子症

无精子症,是指精液连续 3 次以上检查,未发现精子者。按病因分为梗阻性无精子症与睾丸生精障碍性无精子症。在精液异常所致的不育症中较为少见,但亦最为棘手。

本病属于中医"无子""无精"的范畴。

一、诊断要点

凡是成年男子,婚后不育,经睾丸活检无生精能力或精液涂片无精子存在者即可确立诊断。

(一)病史

患者有腮腺炎、睾丸炎、附睾结核等病史,或放射线、高温、化学毒品等长期接触史,以及嗜酒、食用棉籽油史等。

(二)症状

成年男子,婚后不育;精液检查连续 3 次以上无精子;病史询问,如腮腺炎、睾丸炎、附睾结合等病史,放射线、高温、化学毒品等长期接触史,以及嗜酒、食用棉籽油等,均有助于本症的诊断。

(三)体征

输精管增粗或串珠状,附睾结节,或二者缺如,提示为梗阻性无精子症;睾丸体积小于 11cm,或隐睾、无睾等,提示睾丸功能不良。

(四)辅助检查

内分泌(FSH、LH、PRL、T、E2 等)测定,有助于判断睾丸功能衰竭是原发性或继发性。精浆 α-葡萄苷酶测定,有助于阻塞性无精子的诊断。睾丸活检,可获得本症的病理诊断。输精管造影,可明确阻塞有无及阻塞部位。性染色体检查,对克氏征等有决定意义。

(五)鉴别诊断

1. 不射精症　为男性射精功能障碍性疾病,主要特点是同房时无射精动作,无快慰感,无精液射出,但多数又有梦遗现象。虽然有时患者错将尿道溢液当作精液检查,但仍然容易与本症区别。

2. 逆行射精　为射精功能障碍性疾病,主要特点是精液不从尿道射出,而逆流于膀胱。性交后,检查男方尿液,发现较多精子即可确诊。

二、西医治疗要点

(一)药物治疗

常用促性腺激素(HCG)、丙酸睾丸素、抗生素类(如氧氟沙星、复方新诺明)等。

（二）手术治疗

1. 输精管附睾吻合术　常用术式有三种。

（1）端端吻合术。

（2）端侧吻合术。

（3）输精管与附睾切开，将输精管埋入附睾，继而缝合。适用于附睾管阻塞（部位大多在尾部）者。

2. 输精管吻合术　适用于输精管阻塞者，切除阻塞部位，行端端吻合术。

3. 射精管扩张术　适用于射精管阻塞者。

三、中成药应用

（一）基本病机

1. 肾精耗竭

（1）禀赋不足，先天精气亏损，或外感邪毒，致使先天发育不良，甚至一侧或双侧肾子缺如，致肾气不充，天癸不至，不能产生精子，或仅能产生极少的精子，从而导致无精之病。

（2）房事不节，恣情纵欲，或年少手淫，养成恶习，均可导致精泄过多，肾精耗竭，日久精室干涸，而成无精之病。

（3）风毒下注厥阴，或食棉籽油，燥热伤津，无所化精。

2. 精道阻滞　外伤或痰湿内生，或瘀血阻滞，或肝郁气滞血瘀，致使精道不通，精气不能遗泄于外，或精液逆流入膀胱，致使精液中无精子，发为本病。

（二）辨证分型使用中成药

无精子症常用中成药一览表

证型	常用中成药
肾阳不足证	生精胶囊、龟龄集
肾精亏虚证	麒麟丸、五子衍宗丸
气滞血瘀证	血府逐瘀颗粒、脉管复康胶囊、脉管复康片

1. 肾阳不足证

〔**证候**〕主症：精液清稀如水，无精子、不育，睾丸较小而质软，畏寒肢冷，大便溏，小便清冷；次症：精神萎靡，腰膝酸软，性欲减退，阴茎萎软不举。舌脉：舌淡，苔薄白，脉沉细或沉迟无力。

〔**治则**〕温肾助阳。

〔**方药**〕右归丸加减。

〔**中成药**〕(1)生精胶囊^(指南推荐)(由鹿茸、枸杞子、人参、冬虫夏草、菟丝子、沙苑子、淫羊藿、黄精、何首乌、桑椹、补骨脂、骨碎补、仙茅、金樱子、覆盆子、杜仲、大血藤、马鞭草、银杏叶组成)。功能主治:补肾益精,滋阴壮阳。用于肾阳不足所致腰膝酸软,头晕耳鸣,神疲乏力,男子无精症等。用法用量:口服,1次1.6g,1日3次。

(2)龟龄集^(药典)(由红参、鹿茸、海马、枸杞子、丁香、穿山甲、雀脑、牛膝、锁阳、熟地黄、补骨脂、菟丝子、杜仲、石燕、肉苁蓉、甘草、天冬、淫羊藿、大青盐、砂仁等组成)。功能主治:强身补脑,固肾补气,增进食欲。用于肾亏阳弱,无精子,记忆减退,夜梦精溢,腰酸腿软,气虚咳嗽,五更溏泄,食欲不振。用法用量:口服,1次0.6g,1日2次,饭前2小时用淡盐水送服。

2. 肾精亏虚证

〔**证候**〕**主症**:精液量少,无精子、不育,睾丸偏小偏软,或大小正常而质地偏软,腰酸膝软,性欲减退,阳痿早泄;**次症**:健忘恍惚,头晕耳鸣,自汗盗汗,面色少华,失眠心悸。**舌脉**:舌偏红或淡,苔薄白,脉细弱。

〔**治则**〕补肾填精。

〔**方药**〕生髓育麟丹加减。

〔**中成药**〕(1)麒麟丸^(指南推荐)(由制何首乌、墨旱莲、淫羊藿、菟丝子、锁阳、党参、郁金、枸杞子、覆盆子、山药、丹参、黄芪、白芍、青皮、桑椹组成)。功能主治:补肾填精,益气养血。用于适用于肾虚精亏,血气不足,腰膝酸软,倦怠乏力,面色无华,男子精液清稀,无精子,阳痿早泄,女子月经不调,或男子不育症,女子不孕症见有上述症候者。用法用量:口服,1次6g,1日2~3次,或遵医嘱;6个月为一个疗程。

(2)五子衍宗丸^(药典)(由枸杞子、炒菟丝子、覆盆子、五味子、盐炒车前子、蜂蜜组成)。功能主治:补肾益精。用于肾虚精亏所致的阳痿、无精子不育、遗精早泄、腰痛、尿后余沥。用法用量:口服,1次6g,1日2次。

3. 气滞血瘀证

〔**证候**〕**主症**:无精子、不育,或因精道瘀阻,精索硬结、触之刺痛,或睾丸坠胀疼痛;**次症**:胸胁、少腹胀闷走窜疼痛,或少腹痛牵涉至阴囊、会阴、睾丸,可有阳痿或不射精。**舌脉**:舌质紫黯或见紫斑、瘀点,脉涩。

〔**治则**〕行气活血。

〔**方药**〕血府逐瘀汤加减。

〔**中成药**〕(1)血府逐瘀颗粒^(医保目录)(由桃仁、红花、当归、川芎、生地、赤芍、牛膝、柴胡、枳壳、桔梗、甘草组成)。功能主治:活血祛瘀、行气止痛。用于瘀血内阻所致无精子症,内热瞀闷,失眠多梦,心悸怔忡,急躁善怒。用法用量:开水冲服,1 次 5g,1 日 3 次。

(2)脉管复康胶囊^(医保目录)(由丹参、鸡血藤、郁金、乳香、没药组成)。功能主治:活血化瘀,通经活络。用于瘀血阻滞,脉管不通引起的无精子症,精索静脉曲张。用法用量:口服,1 次 4 粒,1 日 3 次。

(3)脉管复康片^(医保目录)(由丹参、鸡血藤、郁金、乳香、没药组成)。功能主治:活血化瘀,通经活络。用于瘀血阻滞,脉管不通引起的无精子症,精索静脉曲张。用法用量:口服,1 次 4 片,1 日 3 次。

四、单验方

1. 陈文伯(国家级名老中医,鼓楼中医院原院长)**验方**　生精赞育汤。

淫羊藿 15g、肉苁蓉 10g、仙茅 15g、枸杞子 10g。功效:健脾益肾,生精填髓。主治精气不足之无精子症。

2. 赵铁砚(沈阳市铁西区男性不育专科医院)**验方**　冬蛤生精饮。

麦冬 15g、白芍 15g、菖蒲 15g、合欢 15g、茯苓 15g、淫羊藿 15g、枸杞 20g、知母 20g、山药 15g、蛤蚧 1 对(将头足与皮肤烘干,碾成细末,分 4 份入汤药同服)。功效:益肾填精,益气安神。用于无精子症。

3. **单方一**　雄鸡睾丸 2~3 枚,蒸服,每晚 1 次。

4. **单方二**　紫河车焙干研粉,每服 10g,日服 2 次。

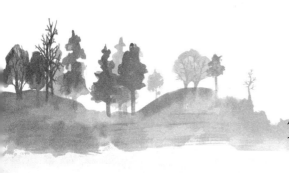

第三章 阴茎阴囊疾病

第一节 包皮龟头炎

包皮龟头炎是包皮炎和阴茎头炎的统称,是指发生于包皮、龟头及冠状沟的炎性疾病,常由于包皮过长、包茎以及局部不清洁等因素引起,是一种常见的男性外生殖器疾病。本病初起时包皮和龟头充血水肿,继而发生糜烂,或发展为溃疡。

本病属于中医学"疳疮"的范畴。

一、诊断要点

(一)症状

发病之初,可有阴茎头及包皮潮湿红肿,灼热疼痛,摩擦后症状加重,行走不便;继则阴茎头及包皮可发生糜烂和溃疡,并有乳白色臭秽脓性分泌物,并伴有尿频、尿急和尿痛等尿路刺激征症状,严重者可出现坏疽,并伴有寒战、发热、全身不适等症状,腹股沟淋巴结疼痛。

(二)体征

查体可见包茎或包皮过长,包皮口有脓性分泌物,气味臭秽,包皮内板及阴茎头充血水肿,甚至糜烂溃疡。急性期后反复感染者可见包皮与龟头之间粘连,致使包皮不能上翻,并引起尿道外口狭窄,导致排尿困难。

(三)辅助检查

血常规分析、尿常规分析及尿沉渣;前列腺液常规检查。

(四)鉴别诊断

包皮龟头炎需要与硬下疳、软下疳、阴茎癌等可能引起包皮龟头处疼痛不适和排尿异常的疾病进行鉴别。

1. 硬下疳 是一期梅毒的表现。病人有不洁性交史,于阴茎冠状沟、包皮内侧或边缘、龟头等处可见一个绿豆至黄豆大小的红色丘疹,触之如软骨样硬,继而糜烂、溃疡,局部无疼痛及瘙痒感,在糜烂面或溃疡的分泌物中,暗视野检查可见大量的梅毒螺旋体。

2. 软下疳 为性传播疾病的一种。病人有不洁性交史,多于包皮、冠状沟、阴茎头及系带两侧出现红色炎性丘疹,迅速变为脓疱,疼痛剧烈,破裂后形成溃疡,底部覆以脓性黏液,恶臭。革兰染色涂片检查可发现杜克雷嗜血杆菌。

3. 阴茎癌 阴茎癌的发生也与包茎及包皮密切相关,最常发生于龟头、包皮内板及冠状沟处。初起为丘疹、溃疡或如疣状,晚期呈菜花状,甚至糜烂、出血,分泌物有恶臭。组织病理学检查可发现癌细胞。

二、西医治疗要点

(一)一般治疗

急性发作期,应将包皮上翻,用 1:50 000 高锰酸钾液浸洗,或涂以抗生素油膏。可行包皮背侧切开,以利引流。慢性期应行包皮环切术。如有阴茎头糜烂与坏疽,可用 3% 过氧化氢溶液浸泡,控制厌氧菌感染。

(二)西药治疗

最常用的药物是抗生素治疗,可选用头孢类或喹诺酮类抗生素予以口服或静滴。

三、中成药应用

(一)基本病机

龟头包皮炎的病位在阴茎,病因为湿热毒邪;基本病机为湿热毒邪下扰,袭于阴茎。湿热毒邪的形成不外两方面:一是外感所致,一是内生而成。外感所致者,大凡或衣着不净,或房事不洁,或坐卧湿地,湿热毒邪直犯阴茎,酿生本病。内生所致者,多因包皮过长或包茎,以致败精浊物残留凝结,或喜食肥甘,嗜食辛辣,肥甘之品易化湿浊,辛辣之味多生内热,湿热中生;或情志不遂,气郁化热;或房事过度、扰动相火,火热酿毒,湿热毒邪,下注阴茎,遂致本病。

(二)辨证分型使用中成药

包皮龟头炎常用中成药一览表

证型	常用中成药
肝经湿热证	龙胆泻肝丸、宁泌泰胶囊、八正片
热毒蕴结证	黄连胶囊、牛黄上清软胶囊
阴虚邪恋证	知柏地黄丸、大补阴丸

1. 肝经湿热证

〔证候〕**主症**:龟头、包皮红肿疼痛,渗流黄水,有腥臭气味;**次症**:全身乏力,口苦咽干,心烦易怒,小便短赤,大便秘结或溏泄;**舌脉**:舌质红,苔黄腻,脉弦数。

〔治则〕清热利湿,解毒消肿。

〔方药〕龙胆泻肝汤加减。

〔中成药〕(1)龙胆泻肝丸^(药典)(由龙胆草、黄芩、泽泻、盐车前子、生地黄、柴胡、炒栀子、木通、酒当归、炙甘草组成)。功能主治:清肝胆,利湿热,用于肝胆湿热,头晕目赤,耳鸣耳聋,耳肿疼痛,胁痛口苦,尿赤涩痛,湿热带下。用法用量:口服,1次3~6g,1日2次。

(2)宁泌泰胶囊^(医保目录)(由四季红、芙蓉叶、仙鹤草、大风藤、白茅根、连翘、三棵针组成)。功能主治:清热解毒,利湿通淋。用于湿热蕴结所致淋证,症见小便不利,淋沥涩痛,尿血,以及下尿路感染见上述证候者。用法用量:口服,1次3~4粒,1日3次;7天为1个疗程。

(3)八正片^(医保目录)[由瞿麦、车前子(炒)、萹蓄、大黄、滑石、川木通、栀子、甘草、灯心草组成]。功能主治:清热,利尿,通淋。用于湿热下注之小便短赤、淋沥涩痛、口燥咽干。用法用量:口服,1次3~4片,1日3次。

2. **热毒蕴结证**

〔证候〕**主症**:龟头、包皮紫黯肿胀,皮肉溃烂,有黄白色臭秽分泌物,溃疡处疼痛剧烈。**次症**:伴口渴发热,小便赤涩刺痛,大便秘结。**舌脉**:舌红,苔黄厚而干,脉弦数。

〔治则〕泻火解毒,清热利湿。

〔方药〕黄连解毒汤合五味消毒饮加减。

〔中成药〕(1)黄连胶囊^(药典)(主要由黄连组成)。功能与主治:清热燥湿,泻火解毒。用于热毒蕴结所致的痢疾、黄疸,症见发热、黄疸、吐泻、纳呆、尿黄如茶、目赤吞酸、牙龈肿痛或大便脓血。用法用量:口服,1次2~6粒,1日3次。

(2)牛黄上清软胶囊^(药典)(由人工牛黄、菊花、白芷、栀子、黄柏、大黄、赤芍、生地黄、甘草、冰片、薄荷、荆芥穗、川芎、黄连、黄芩、连翘、当归、桔梗、石膏组成)。功能主治:清热泻火,散风止痛。用于热毒内盛、风火上攻所致的头痛眩晕、目赤耳鸣、咽喉肿痛、口舌生疮、牙龈肿痛、大便燥结。用法用量:口服。1次4粒,1日2次。

3. 阴虚邪恋证

〔证候〕**主症**:龟头、包皮肿痛,色黯红,溃烂少脓,久不愈合。**次症**:伴手足心热、潮热盗汗、口干、小便短少。**舌脉**:舌质红,少苔,脉弦细数。

〔治则〕滋阴清热,解毒化瘀。

〔方药〕知柏地黄汤加减。

〔中成药〕(1) 知柏地黄丸^(药典)[由知母、黄柏、熟地黄、山茱萸(制)、牡丹皮、山药、茯苓、泽泻组成]。功能主治:滋阴降火。用于阴虚火旺,潮热盗汗,口干咽痛,耳鸣遗精,小便短赤。用法用量:口服。水蜜丸 1 次 6g,小蜜丸 1 次 9g,大蜜丸 1 次 1 丸,1 日 2 次。

(2) 大补阴丸^(药典)(由熟地黄、盐知母、盐黄柏、醋龟甲、猪脊髓组成)。功能与主治:滋阴降火,用于阴虚火旺,潮热盗汗,咳嗽咯血,耳鸣遗精。用法与用量:口服,水蜜丸 1 次 6g,1 日 2~3 次;大蜜丸 1 次 1 丸,1 日 2 次。

四、单验方

1. 复方黄柏液涂剂　外用。浸泡纱布条外敷于感染伤口内,或破溃的脓肿内。用量一般 10~20ml,每日 1 次,或遵医嘱。

2. 小败毒膏　适用于炎症初起,热毒壅盛,红肿疼痛明显者,每次 10~20g,每日 2 次。

3. 栀子金花丸　功能清热降火,凉血解毒。适用于热毒蕴结证。每次 6~9g,每日 3 次。儿童酌减。

4. 枯矾 30g,加冰片少许,煎汤外洗,继之以蜂蜜纱布外敷,适用于本病阴虚邪恋者。

5. 防风 10g、艾叶 10g、川椒 10g、枯矾 5g。煎汤外洗,每日 1 剂,适用于急性期阴茎或包皮红肿热痛者。

6. 马齿苋 30g、芒硝 30g、千里光 30g 或龙胆草 30g、龙葵 15g,煎水湿敷洗患处,1 日 2~3 次。

第二节　阴茎硬结症

阴茎硬结症是阴茎海绵体白膜与阴茎筋膜之间发生纤维硬结的一种病变,病因未明,又名阴茎结节性海绵体炎。临床表现以阴茎背侧有的单个或多个条索状硬结为特征,伴有阴茎疼痛、勃起痛、阴茎向硬结侧弯曲。本病多见于老年人,起病缓慢,常为偶然发现,或在性交时感到严重疼痛或性交困难而引起注意,除影响性生活外,一般无其他不良后果。

属于中医学"玉茎结疽""阴茎痰核"的范畴。

一、诊断要点

(一)症状

1. 阴茎硬结　多数病人因此而就诊,硬结多位于阴茎背侧,大小不等,形状呈圆形、条索状或斑块状,质地坚硬,不活动。

2. 勃起痛　平均约 50% 的病人出现勃起疼痛,其原因主要是勃起时纤维组织牵拉引起。

3. 勃起弯曲　因硬结位于阴茎背侧,受纤维组织增生的影响,多数病人出现勃起弯曲,影响性生活。

4. 性交困难　受勃起痛和勃起弯曲的影响而出现性交困难,局部因硬结太大,影响血液供应,而使阴茎勃起不坚,亦是性交困难的原因,严重者可导致阳痿。

(二)体征

于阴茎海绵体可扪及单个或多个硬结,硬结边界清楚,多数不可推动,硬结的坚硬度各异,大小差别亦大。

(三)辅助检查

1. 血、尿常规检查一般无特殊异常。

2. X 线检查 X 线摄片可显示已发生钙化的硬结。海绵体造影可显示病变的部位和程度。

(四)鉴别诊断

1. 阴茎骨化　阴茎骨化可引起阴茎勃起时疼痛,性交困难,但临床少见。阴茎骨化是阴茎海绵体后天的钙化及纤维化所致。X 线摄片可见阴茎有密度增高的阻光阴影。

2. 阴茎癌　阴茎癌向阴茎海绵体的浸润常使阴茎海绵体出现硬结。阴茎癌见于中年以上,最常发生于阴茎头、包皮内板及冠状沟处。皮损向下浸润,发生溃疡,局部淋巴结受累。阴茎海绵体活组织检查可发现癌细胞,有肺转移的临床症状,如咳嗽、咯血等,胸部 X 线摄片可以发现肺内有转移灶。

3. 阴茎结核　当阴茎结核在海绵体内蔓延时,则局部纤维化可使阴茎发生弯曲。但阴茎结核十分罕见,多为阴茎头结节或慢性溃疡,疼痛不著。活组织检查可发现结核结节,溃疡分泌物直接涂片、培养或动物接种,可以查出结核杆菌。

二、西医治疗要点

(一)药物治疗

1. 维生素 E　100mg,口服,每日 3 次,连服 3~6 个月。

2. 对氨基苯甲酸钠　每次 4g,每日 3 次,饭后服,一般 60 天后硬结可变软,连服 6~12 个月。

3. 强的松　每次 10mg,晨起服,连服 2 月。注意类固醇药物副作用,如副作用明显则停服。

4. 醋酸氢化可的松　醋酸氢化可的松 25mg 加入 2% 普鲁卡因 1ml 内,直接注射于阴茎硬结内,每周 3 次,连用 2~3 周。用前需做皮试。

5. 透明质酸酶　50~100mg,每日肌注 1 次,10~15 次为 1 疗程。

(二)手术治疗

对于较大顽固斑块,影响性生活,保守治疗无效者,可以考虑手术治疗。

三、中成药应用

(一)基本病机

阴茎为宗筋所聚,太阳、阳明之所合,多气多血之络。如饮食不节,脾失健运,浊痰内生,下注宗筋;或肝肾阴虚,阴虚火旺,灼津为痰,痰浊下注;或玉茎损伤,脉络瘀阻,气血痰浊搏结宗筋,则成结节。

(二)辨证分型使用中成药

阴茎硬结症常用中成药一览表

证型	常用中成药
痰浊凝聚证	二陈丸、内消瘰疬片、小金丸
瘀血阻络证	血府逐瘀丸、瘀血痹胶囊

1. 痰浊凝聚证

〔证候〕**主症**:阴茎结节,按之如软骨,会阴下坠不适;**次症**:伴形体肥胖,身倦乏力,大便溏薄,口中作黏;**舌脉**:舌苔薄腻,脉濡。

〔治则〕化痰散结。

〔**方药**〕二陈汤合消瘰丸加减。

〔**中成药**〕(1)二陈丸^(药典)(由陈皮、半夏(制)、茯苓、甘草组成)。功能主治:燥湿化痰,理气和胃。用于痰湿停滞导致的咳嗽痰多、胸脘胀闷、恶心呕吐等症。用法用量:口服,1 次 9~15g,1 日 2 次。

(2)内消瘰疬片^(药典)(由夏枯草、浙贝母、海藻、白蔹、天花粉、连翘、熟大黄、玄明粉、煅蛤壳、大青盐、枳壳、桔梗、薄荷脑、地黄、当归、玄参、甘草组成)。功能主治:化痰,软坚,散结。用于痰湿凝滞所致的瘰疬,症见皮下结块,不热不痛等症。用法用量:口服,1 次 4~8 片,1 日 1~2 次。

(3)小金丸^(药典)[由麝香或人工麝香、木鳖子(去壳去油)、制草乌、枫香脂、醋乳香、醋没药、五灵脂(醋炒)、酒当归、地龙、香墨组成]。功能主治:散结消肿,化瘀止痛。用于痰气凝滞所致的瘰疬、瘿瘤、乳岩、乳癖,症见肌肤或肌肤下肿块一处或数处,推之能动,或骨及骨关节肿大,皮色不变,肿硬作痛。用法用量:打碎后口服。1 次 1.2~3g,1 日 2 次。

2. 瘀血阻络证

〔**证候**〕**主症**:病延较久,阴茎结节硬而固定,阴茎勃起时疼痛,弯曲变形并影响性生活;**次症**:伴有勃起功能障碍,排尿时疼痛或不畅;**舌脉**:舌有瘀斑,苔薄腻,脉沉涩。

〔**治则**〕祛痰化瘀,软坚散结。

〔**方药**〕复元活血汤合海藻玉壶汤加减。

〔**中成药**〕(1)血府逐瘀丸^(药典)(由柴胡、地黄、红花、麸炒枳壳、川芎、桔梗、当归、赤芍、桃仁、甘草、牛膝组成)。功能主治:活血祛瘀,行气止痛。用于瘀血阻滞所致的胸痛、头痛日久、痛如针刺而有定处等症。用法用量:空腹时用红糖水送服。1 次 1~2 丸,1 日 2 次。

(2)瘀血痹胶囊^(药典)[由乳香(制)、没药(制)、红花、威灵仙、川牛膝、香附(制)、姜黄、当归、丹参、川芎、炙黄芪组成]。功能主治:活血化瘀,通络止痛。用于瘀血阻络所致的痹证,症见关节等处剧痛、痛处拒按、固定不移、可有硬节或瘀斑。用法用量:口服。1 次 6 粒,1 日 3 次;或遵医嘱。

四、单验方

1. 玉枢丹 功能辟秽解毒,软坚散结。用时以醋浸泡成糊,涂于患处。每晚 1 次,次日晨洗去。适用于结块较硬,疼痛较甚者。

2. 紫金锭 用醋磨匀后涂于患处,每日 2~3 次。

3. 当归尾 12g、小茴香 8g、红花 9g、白芷 6g、桂皮 10g、伸筋草 15g,水煎熏洗患处。

4. 夏枯草 30g,水煎或泡茶喝,每日 1 剂,连服 1 个月为 1 个疗程。

5. 昆布、海藻各 30g,水煎服,每日 1 剂。

 第三节 阴茎癌 ●····················

阴茎癌(carcinoma of penis)是男性生殖系统常见的恶性肿瘤之一,多为中老年发病,但青壮年亦有发生。其发病率与卫生条件有密切的关系。阴茎癌大约占美国、欧洲发达国家男性恶性肿瘤的 0.4%~0.6%,在一些非洲和南美欠发达国家则可以占到男性恶性肿瘤的 10%。在我国 20 世纪 50 年代以前,阴茎癌亦是男性泌尿生殖系统常见的恶性肿瘤,但随着我国经济发展、卫生水平提高,发病率随之迅速下降,阴茎癌已成为临床上罕见的肿瘤。

本病属于中医学"肾岩翻花"的范畴。

一、诊断要点

(一)症状

本病好发于中年以上,有包茎或包皮过长病史者。早期多无明显症状,常于阴茎头部见到或触及一斑块或丘疹,呈红色,部分患者自觉瘙痒、烧灼疼痛,常有脓性臭秽分泌物溢出。中晚期瘤体增大破溃,呈菜花状,症状明显,疼痛加剧,并出现消瘦、乏力、贫血等全身消耗症状。

(二)体征

早期的龟头或包皮处出现硬结,有触痛,破溃后形成溃疡。乳头状癌开始为丘疹或疣状,晚期呈菜花状,可穿破包皮,常继发感染;浸润型癌开始色红、坚硬,轻度隆起,内向生长,有溃疡,边缘卷起。有转移时,腹股沟淋巴结肿大,开始较软,后坚硬固定,并可出现破溃,晚期盆腔可出现肿块。

(三)辅助检查

可有血沉增快,血肿瘤标志物如癌胚抗原(CEA)阳性,晚期出现贫血及低蛋白血症的表现;原发病灶、肿大的淋巴结均因取材容易而宜早行病理学检查,可明确诊断。

(四)鉴别诊断

1. 阴茎梅毒 阴茎头部及包皮处无痛性溃疡,肉芽紫红色,边缘高起发硬,与阴茎癌早期症状相似。但有冶游史,溃疡分泌物暗视野检查可以查到梅毒螺旋体。

2. 阴茎结核　阴茎头结节或慢性溃疡,长期不愈,常可误诊为阴茎癌早期病变。但分泌物涂片培养或动物接种,检出结核杆菌或局部活组织检查为结核病变。

3. 软下疳　其病程与阴茎癌早期相似,但有性病接触史,杜克雷菌苗皮肤试验阳性,分泌物培养或直接涂片可检出杜克雷菌。

4. 尖锐湿疣　阴茎冠状沟处病毒感染后引起上皮细胞增生的瘤样病变,可形成溃疡,与阴茎癌早期相混淆。但病理组织学检查可见上皮呈乳头状增生,表皮丁状向下延伸,棘细胞层增厚,有多数核分裂,但没有细胞的不典型性生长,更没有浸润性生长。

二、西医治疗要点

(一) 手术治疗

阴茎肿瘤局部切除术适用于肿瘤位于包皮内板、体积较小且无浸润者。阴茎部分切除术适用于阴茎肿瘤较大但限于阴茎头部及阴茎远端者。阴茎全切术适用于肿瘤较大、已破坏阴茎大部分,正常阴茎所余较短,不能行部分切除者。部分病例尚需行腹股沟淋巴结清扫术。

(二) 放射治疗

适用于无淋巴结转移且未侵犯阴茎海绵体的小而表浅的癌或溃疡型癌。对年轻患者放射治疗可保住阴茎完整。临床上一般多采用体外放射治疗。但效果不如手术切除,一般可作为阴茎癌术前术后辅助疗法。

(三) 化学治疗

博莱霉素、顺铂、甲氨蝶呤等均有效,可酌情选用。如博莱霉素 30mg,静脉注射,每周 2 次;或 15~30mg,局部注射,每周 1 次,一疗程总剂量控制在 300~450mg。用药期间,需注意毒副作用如白细胞降低、恶心呕吐、脱发等。

三、中成药应用

(一) 基本病机

阴茎癌的病位在宗筋;脏腑在肝肾;病因为痰浊、湿热、火毒。其基本病机为痰瘀,湿热,火毒下犯肝肾,塞遏宗筋。

（二）辨证分型使用中成药

阴茎癌常用中成药一览表

证型	常用中成药
湿浊瘀结证	三妙丸、四妙丸
火毒炽盛证	黄连胶囊、龙胆泻肝丸、三黄片
阴虚火旺证	知柏地黄丸、大补阴丸

1. 湿浊瘀结证

〔证候〕主症：阴茎龟头或冠状沟出现丘疹或菜花状结节，逐渐增大，痒痛不休，溃后渗流血水，有的可发生腹股沟淋巴结肿大；次症：伴畏寒，乏力，小便不畅，尿道涩痛；舌脉：舌质淡红，苔白微腻，脉沉弦。

〔治则〕利湿化浊，解毒化瘀。

〔方药〕三妙丸合散肿溃坚汤加减。

〔中成药〕（1）三妙丸^{（药典）}［由苍术（炒）、黄柏（炒）、牛膝组成］。功能主治：清热燥湿。用于湿热下注证，症可见足膝红肿热痛、下肢沉重、小便黄少等。用法用量：口服。1次6~9g，1日2~3次。

（2）四妙丸^{（药典）}［由苍术（炒）、黄柏（炒）、牛膝、薏苡仁组成］。功能主治：清热利湿。用于湿热下注证候，症可见足膝红肿、筋骨疼痛等。用法用量：口服。1次6g，1日2次。

2. 火毒炽盛证

〔证候〕主症：阴茎赘生结节，红肿胀痛，溃烂后状如翻花，渗出物腐臭难闻；次症：伴发热，口渴，大便秘结，小便短赤；舌脉：舌质红，苔黄腻，脉弦数或滑数。

〔治则〕清热泄火，解毒消肿。

〔方药〕龙胆泻肝汤合四妙勇安汤加减。

〔中成药〕（1）黄连胶囊^{（药典）}（由黄连组成）。功能主治：清热燥湿，泻火解毒。用于湿热蕴毒所致的痢疾、黄疸，症见发热、黄疸、吐泻、纳呆、尿黄如茶、目赤吞酸等症。用法用量：口服。1次2~6粒，1日3次。

（2）龙胆泻肝丸^{（药典）}（由龙胆草、黄芩、泽泻、盐车前子、生地黄、柴胡、炒栀子、木通、酒当归、炙甘草组成）。功能主治：清肝胆，利湿热，用于肝胆湿热，头晕目赤，耳鸣耳聋，耳肿疼痛，胁痛口苦，尿赤涩痛，湿热带下。用法用量：口服，

1 次 3~6g,1 日 2 次。

（3）三黄片^{（药典）}（由大黄、盐酸小檗碱、黄芩浸膏组成）。功能主治:清热解毒,泻火通便,用于三焦热盛所致的目赤肿痛、口鼻生疮、咽喉肿痛、牙龈肿痛、心烦口渴、尿黄、便秘;亦用于急性胃肠炎,痢疾。用法用量:口服。小片 1 次 4 片,大片 1 次 2 片,1 日 2 次。

3. 阴虚火旺证

〔**证候**〕**主症**:多见于阴茎癌手术、放化疗后,或病变晚期,阴茎溃烂脱落;**次症**:伴口渴咽干,疲乏无力,五心烦热,身体消瘦;**舌脉**:舌红,少苔,脉细数。

〔**治则**〕滋阴降火,清热解毒。

〔**方药**〕知柏地黄汤合大补阴丸加减。

〔**中成药**〕（1）知柏地黄丸^{（药典）}[由知母、黄柏、熟地黄、山茱萸（制）、牡丹皮、山药、茯苓、泽泻组成]。功能主治:滋阴降火。用于阴虚火旺,潮热盗汗,口干咽痛,耳鸣遗精,小便短赤。用法用量:口服。水蜜丸 1 次 6g,小蜜丸 1 次 9g,大蜜丸 1 次 1 丸,1 日 2 次。

（2）大补阴丸^{（药典）}（由熟地黄、盐知母、盐黄柏、醋龟甲、猪脊髓组成）。功能与主治:滋阴降火,用于阴虚火旺,潮热盗汗,咳嗽咯血,耳鸣遗精。用法与用量:口服,水蜜丸 1 次 6g,1 日 2~3 次;大蜜丸 1 次 1 丸,1 日 2 次。

四、单验方

1. 小金丹　功用软坚散结,活血化瘀。适用于阴茎癌早期患者,配合其他方法使用。

2. 初、中期以大豆甘草汤洗涤患处,后用鸭蛋清调风衣散敷患处,每日 1~2 次。后期用山慈菇捣烂外敷,出血者掺海浮散,外贴生肌玉红膏。

第四节　阴囊湿疹

阴囊湿疹是一种过敏性炎症性皮肤病,是阴囊最常见的皮肤病。其病因复杂,一般认为与变态反应有关。根据病程和皮损特点,一般可分为急性、亚急性、慢性 3 类。本病多见于成年人,与潮湿的工作环境有一定关系。其临床特点是具有对称分布,多形损害,剧烈瘙痒,倾向湿润,反复发作,易成慢性等。

本病属于中医"绣球风""肾囊风"范畴。

一、诊断要点

(一)临床表现

本病局限于阴囊皮肤,有时可延至肛周,甚至阴茎部。常对称发生,波及整个阴囊,患处奇痒,病程持久,反复发作,屡治不愈。有潮湿型和干燥型两种,前者表现为整个阴囊肿胀、潮红、轻度糜烂、流滋、结痂,日久皮肤肥厚,皮色发亮,色素加深;后者潮红,肿胀不如前者,皮肤浸润变厚,呈灰色,上覆鳞屑,且有裂隙,因经常搔抓则有不规则色素消失小片,瘙痒剧烈,夜间更甚,常影响睡眠和工作。本病可在核黄素缺乏的基础上发生,也可合并念珠菌感染。

(二)鉴别诊断

1. 药物性皮炎　发病突然,皮损广泛而多样。一般在发病前有明确的用药史。

2. 接触性皮炎　皮损常局限于接触部位,易找到致敏物。皮疹单一,有水肿、大水疱,边界清楚。去除病因很快痊愈,不接触过敏物即不复发。

3. 疥疮　皮损以丘疱疹为主。多在指缝、腕部屈侧、腋窝、腹股沟、阴部等多处同时发生。可看到细条状的皮损,用针挑破,可见到疥虫。常有家庭或集体发病史。

4. 核黄素缺乏症　多发生在阴囊部,伴有舌炎或舌萎缩。皮损为边缘清楚的淡红色斑片,有丘疹、结痂、浸润、肥厚,用维生素 B 治疗有明显效果。此病主要与慢性阴囊湿疹相鉴别。

二、西医治疗要点

(一)治疗原则

本病为变态反应性疾病,有自愈倾向,只要能保证做到不抓痒、不刺激皮肤,很多病人可迅速好转。慢性湿疹的治疗以强的松类软膏为主,外用至少1~2 个月。对于长期反复的阴囊湿疹患者则需全身治疗,多用抗组胺药及非特异性抗过敏治疗。本病与神经精神因素关系密切,故心理治疗也很重要。中医药在治疗本病方面积累了比较丰富的经验,疗效较好。内服药依据辨证论治原则,多以祛风燥湿,杀虫止痒为原则。此外,中药外洗对于燥湿止痒的疗效也较确切。

(二)药物治疗

1. 抗组胺药　H 受体拮抗剂有抑制血管渗出及中枢抑制和一定的麻醉作

用,治疗湿疹可减少渗出,镇静止痒。常用的有扑尔敏、赛庚啶、苯海拉明等。可两种药物交替使用或联合使用,也可与 H_2 受体拮抗剂联合应用,以增强疗效。

2. 非特异性抗过敏治疗　常用钙剂,可降低毛细血管的渗透性,减少渗出,可用 10% 葡萄糖酸钙 10ml 与维生素 C1.0g、50% 葡萄糖液 20ml 混合静脉注射。

3. 镇静剂　湿疹的剧烈瘙痒及易复发难愈常使患者心情烦躁、睡眠差,可给予镇静剂。如安定、冬眠灵等。

4. 维生素 C　能增强毛细血管的致密性,减低其通透性及脆性,可用于各期湿疹,尤其是急性湿疹。

5. 皮质类固醇激素皮质激素　有极强的抗炎、抗过敏、免疫抑制作用,能降低毛细血管的通透性,减少渗出,可很快减轻阴囊湿疹的临床症状。然而,因为湿疹发病病因不清,且易于复发,长期应用可产生一系列副作用,若突然停药,会出现临床的反跳,所以对一般湿疹不采用皮质激素治疗。对急性泛发性湿疹,渗出明显瘙痒严重,用其他治疗不能控制者,可考虑应用。治疗以小量至中等剂量为宜,强的松 20~40mg/d,停药不宜过快,等病情控制后,缓慢减药,疗程约 1 个月左右。

6. 抗生素　对急性湿疹合并感染及传染性湿疹样皮炎患者,要注意控制感染。一般可选用广谱抗生素,如红霉素、青霉素、环丙沙星等,用药同时可做细菌培养,根据药敏情况选用敏感抗生素。

（三）局部治疗

急性湿疹当初发时,可选用洗剂或冷湿敷。洗剂可起到消炎止痒、散热保护的作用,如冰片炉甘石洗剂,3% 的硼酸溶液等。当皮损为糜烂、渗出时,如有感染迹象,应选择 0.1% 雷夫奴尔溶液,有消炎收敛作用。慢性湿疹可选择软膏、硬膏、乳剂,如黑豆油软膏、肤疾宁、皮炎灵等。

三、中成药应用

（一）基本病机

中医认为此病常由禀赋不耐,饮食失节,嗜酒或过食辛辣刺激荤腥动风之品,伤及脾胃,脾失健运,湿热内生,又兼外受风邪,内外两邪相搏,风湿热邪浸淫肌肤所致。《杂病源流犀烛·前阴后阴病源流》认为:"盖阴囊湿痒者,由于精血不足,内为色欲所耗,外为风冷所乘,风湿毒气乘虚而入,囊下湿痒,或生疮皮脱。"急性者以湿热为主;亚急性者多与脾虚湿恋有关;慢性者则多病久耗伤阴血,血虚生风生燥,乃至肌肤甲错而成。

（二）辨证分型使用中成药

阴囊湿疹常用中成药一览表

证型	常用中成药
湿热下注证	龙胆泻肝丸、二妙丸
血虚风燥证	润燥止痒胶囊、四物颗粒

1. 湿热下注证

〔证候〕**主症**:阴囊先起水窠、红粟,搔破流水,浸润渐大,糜烂蜕皮,甚至黄水淋漓,湿透衣裤;**次症**:伴大便黏腻,小便黄赤;**舌脉**:舌红,苔薄黄或黄腻,脉滑数或弦数。

〔治则〕利湿化浊,解毒化瘀。

〔方药〕龙胆泻肝汤加减。

〔中成药〕(1)龙胆泻肝丸^(药典)(由龙胆、柴胡、黄芩、栀子、泽泻、木通、盐车前子、酒当归、地黄、炙甘草组成)。功能主治:清肝胆,利湿热。用于肝胆湿热,头晕目赤,耳鸣耳聋,胁痛口苦,尿赤。用法用量:口服。小丸 1 次 6~12g(30~60 丸),大丸 1 次 12 丸,1 日 2 次。

(2)二妙丸^(药典)[由苍术(炒)、黄柏(炒)组成]。功能主治:燥湿清热,用于湿热下注,足膝红肿热痛,下肢丹毒,白带,阴囊湿痒等。用法用量:口服。1 次 6~9g,1 日 2 次。

2. 血虚风燥证

〔证候〕**主症**:湿疹反复发作,病程缠绵,数年不愈;**次症**:常有身体消瘦;**舌脉**:舌淡苔薄。脉濡细。

〔治则〕养血祛风。

〔方药〕当归饮子加减。

〔中成药〕(1)润燥止痒胶囊^(药典)(由何首乌、制何首乌、生地黄、桑叶、苦参、红活麻组成)。功能主治:养血滋阴,祛风止痒,润肠通便。用于血虚风燥所致的皮肤瘙痒,痤疮,便秘。用法用量:口服,1 次 4 粒,1 日 3 次,2 周为 1 疗程。

(2)四物颗粒^(药典)(由当归、川芎、白芍、熟地黄组成)。功能主治:燥湿清热,用于湿热下注,足膝红肿热痛,下肢丹毒,白带,阴囊湿痒等。用法用量:口服。1 次 6~9g,1 日 2 次。

四、单验方

1. 苦参合剂　苦参、黄柏、双花各 30g,蛇床子 15g,水煎服,每次 20~40ml, 每日 2 次。

2. 清热利湿止痒汤　柴胡 5g,山栀、龙胆草、白鲜皮各 10g,赤茯苓 12g, 车前草 30g,地肤子 12g,水煎服,每日 1 剂。

第四章　睾丸附睾精索疾病

第一节 睾丸附睾炎 •

　　睾丸附睾炎是男性生殖系统中常见的非特异性感染性疾病,由于两者常常同时发病,所以合称为睾丸附睾炎。主要见于中青年,以15~35岁人群为主。多因泌尿系感染和前列腺炎、精囊炎的致病菌经后尿道和前列腺、精囊腺逆行扩散而感染,由于血-睾屏障的存在,淋巴蔓延和血性感染少见。可分为急性和慢性。

　　本病属于中医学"子痈"的范畴。

一、诊断要点

(一) 症状

　　1. 急性睾丸附睾炎　急性发作,多见于单侧,阴囊可有急性肿胀、皮肤发红、发热和疼痛,患侧睾丸肿痛并可向同侧腹股沟、会阴及下腹部放射,可伴寒战、高热等全身症状。

　　2. 慢性睾丸附睾炎　久治不愈或反复发作可演变成慢性睾丸附睾炎。慢性者,表现为阴囊轻度不适,伴见睾丸疼痛不适,慢性肿大。

(二) 体征

　　1. 急性睾丸附睾炎　可发现附睾睾丸及精索均增大增粗,触压痛明显;附睾睾丸早期分界清楚,后期因肿大则分界不清,若有脓肿形成可触及波动感;可伴见膀胱刺激征、脓尿和血尿。

　　2. 慢性睾丸附睾炎　阴囊内可触及睾丸附睾局限性增厚肿大,睾丸质硬表面光滑,精索、输精管可增粗,睾丸附睾边界清楚,轻压痛或无明显压痛,重者可发现睾丸萎缩。

(三) 辅助检查

　　1. 血常规　白细胞升高,尿常规可正常或镜下血尿,亦可见脓尿。

　　2. B超　可见睾丸附睾肿大,内部回声不均匀,边界清,内部血流丰富,血流速度加快。

（四）鉴别诊断

需与阴囊内的其他病变如睾丸扭转、附睾结核、睾丸肿瘤等疾病相鉴别。

二、西医治疗要点

（一）一般治疗

卧床休息，避免体力活动，禁止性生活，抬高阴囊。

（二）西药治疗

西医治疗的原则是积极抗菌治疗。全身使用抗生素具有明显的疗效，最好选择静脉给药途径，常用药物有头孢菌素类及喹诺酮类，也可应用广谱青霉素类。若伴脓肿形成，一旦成形，及早切开引流。

（三）物理治疗

慢性发作者可行热敷、热水坐浴等治疗。

三、中成药应用

（一）基本病机

子痈病变部位在肾子（睾丸、附睾）。肝脉循会阴，络阴器，睾丸属肾，遂子痈的发病多与肝肾相关，急性子痈多为邪郁肝经，热壅血脉，血腐化脓，为实证、热证；若急性子痈失治误治，可转为慢性子痈，多为虚证、寒证，或本虚标实。肝肾经气不利，气血失和为其基本病机特点。

（二）辨证分型使用中成药

睾丸附睾炎常用中成药一览表

证型	常用中成药
湿热蕴结证	龙胆泻肝丸、西黄丸、连翘败毒丸
寒湿凝滞证	茴香橘核丸、九香止痛丸
气滞血瘀证	血府逐瘀胶囊、脉血康胶囊、活血止痛胶囊

1. 湿热蕴结证

〔**证候**〕**主症**：突然发病，睾丸附睾肿大疼痛，触痛明显，阴囊皮肤发红；**次症**：甚则向腹股沟及下腹部放射痛，可伴发热恶寒、口渴，小便短赤等全身症状。**舌脉**：舌红苔黄腻，脉滑数或弦数。

〔治则〕解毒利湿,清热消肿。

〔方药〕龙胆泻肝汤。

〔中成药〕(1)龙胆泻肝丸^(药典)[由龙胆、柴胡、黄芩、栀子(炒)、泽泻、木通、车前子、当归、地黄、炙甘草组成]。功能主治:清肝胆,利湿热。用于肝胆湿热,头晕目赤,耳鸣耳聋,耳肿疼痛,胁痛口苦,尿赤涩痛,湿热带下。用法用量:口服,小蜜丸1次6~12g(30~60丸),大蜜丸1次1~2丸,1日2次。

(2)西黄丸^(药典)[由牛黄、麝香、乳香(醋制)、没药(醋制)组成]。功能主治:清热解毒,消肿散结。适用于热毒壅结所致痈疽疔毒、瘰疬、流注、癌肿等。用法用量:口服,1次1瓶(3g),1日2次。

(3)连翘败毒丸^(国家基本药物目录)(由连翘、金银花、苦地丁、天花粉、黄芩、黄连、大黄、苦参、荆芥穗、防风、白芷、羌活、麻黄、薄荷、柴胡、当归、赤芍、甘草组成)。功能主治:清热解毒,散风消肿。用于脏腑积热,风热湿毒引起的疮疡初起,红肿疼痛,憎寒发热,遍身刺痒,大便秘结。用法用量:口服,1次1袋(6g),1日2次。

2. 寒湿凝滞证

〔证候〕**主症**:睾丸附睾坠胀疼痛,遇寒加重,得热则减;**次症**:阴囊及睾丸发冷发硬感,腰部酸疼,遗精。**舌脉**:舌淡,苔白,脉弦紧。

〔治则〕温经散寒止痛。

〔方药〕橘核丸。

〔中成药〕(1)茴香橘核丸^(药典)[由盐小茴香、八角茴香、盐橘核、荔枝核、盐补骨脂、肉桂、川楝子、醋延胡索、醋莪术、木香、醋香附、醋青皮、昆布、槟榔、乳香(制)、桃仁、穿山甲(制)组成]。功能主治:散寒行气,消肿止痛。用于寒凝气滞所致的寒疝,症见睾丸坠胀疼痛。用法用量:口服,1次6~9g,1日2次。

(2)九香止痛丸^(药典)[由川木香、木香、沉香、降香、小茴香(盐水炙)、八角茴香、丁香、乳香(炒)、广藿香组成]。功能主治:温中散寒,行气止痛。用于寒凝气滞,脘腹疼痛。用法用量:口服,1次3~6g,1日2次,小儿酌减。

3. 气滞血瘀证

〔证候〕**主症**:慢性发病,睾丸附睾肿大疼痛,刺痛感;**次症**:日久不愈阴囊皮肤颜色变为黯红色,部分可形成脓肿,破溃流脓,收口慢。**舌脉**:舌淡,苔薄白或有瘀点,脉弦细或细涩。

〔治则〕理气活血,化瘀散结。

〔方药〕少腹逐瘀汤。

〔**中成药**〕(1) 血府逐瘀胶囊^(药典)(由柴胡、地黄、红花、当归、赤芍、炒桃仁、麸炒枳壳、甘草、川芎、牛膝、桔梗组成)。功能主治:活血祛瘀,行气止痛。用于气滞血瘀所致的胸痹、头痛日久、痛如针刺而有定处、内热烦闷、心悸失眠、急躁易怒。用法用量:口服,1 次 6 粒,1 日 2 次;1 个月为一个疗程。

(2) 脉血康胶囊^(国家基本药物目录)(由水蛭组成)。功能主治:破血,逐瘀,通脉止痛。用于癥瘕痞块,血瘀经闭,跌打损伤。用法用量:口服,1 次 2~4 粒,1 日 3 次。

(3) 活血止痛胶囊^(药典)(由当归、三七、醋乳香、冰片、土鳖虫、煅自然铜组成)。功能主治:活血散瘀,消肿止痛。用于跌打损伤,瘀血肿痛。用法用量:用温黄酒或温开水送服。1 次 3 粒,1 日 2 次。

(三) 外治法

1. 如意金黄散^(药典)

〔**组成**〕姜黄、黄柏、厚朴、大黄、苍术、陈皮、甘草、生天南星、白芷、天花粉等。

〔**功效**〕清热利湿通淋,化瘀散结止痛。

〔**主治**〕清热解毒,消肿止痛。用于热毒瘀滞肌肤所致疮疖肿痛,症见肌肤红、肿、热、痛,亦可用于跌打损伤。

〔**用法**〕外用。红肿,烦热,疼痛,用清茶调敷,漫肿无头,用醋或葱酒调敷,亦可用植物油或蜂蜜调敷。1 日数次。

2. 暖脐膏^(药典)

〔**组成**〕当归、白芷、乌药、小茴香、八角茴香、木香、香附、乳香、母丁香、没药、肉桂、沉香、人工麝香。

〔**功效**〕温里散寒,行气止痛。

〔**主治**〕用于寒凝气滞,少腹冷痛,脘腹痞满,大便溏泄。

〔**用法**〕外用,加温软化,贴于脐上。

四、单验方

1. 谭新华(湖南中医药大学)**验方** 谭氏经验方。

柴胡 10g、川楝子 10g、荔核 10g、女贞子 10g、墨旱莲 10g、杜仲 10g、鱼腥草 15g、乌药 10g、红藤 10g、败酱草 10g、茯苓 15g、薏苡仁 20g、冬瓜仁 15g、甘草 6g。适用于湿热下注证。

2. 袁少英(广东省中医院珠海医院)**验方** 丹红通精方。

五灵脂 10g、蒲黄 10g、水蛭 3g、红景天 15g、黄芪 30g、丹参 20g、桃仁 10g、红花 6g、穿破石 15g、牡蛎 30g、牛膝 10g、均橘核 20g、荔枝核 15g、桃仁 10g、红花 10g、柴胡 10g、芍药 10g、炙甘草 6g、枳实 10g、延胡索 15g、地龙 10g、川楝子 15g、青皮 9g。遇附睾结节肿大明显、疼痛较重者,加用穿山甲 10g、三棱 10g。用于慢性附睾炎因郁怒伤肝,情志不畅,肝气郁结,致使经脉不利,日久成瘀,出现血瘀痰凝之证。

3. 单方 鱼腥草 60g,水煎后放至温热状态淋洗阴囊,每日 1~2 次,适用于急性发作期。

第二节 睾丸附睾结核

睾丸附睾结核是由结核杆菌感染睾丸附睾的慢性炎症及由此导致的一系列症状。临床特点是睾丸附睾有慢性硬结,逐渐增大,形成脓肿,破溃后脓液稀薄如痰,并夹有败絮样物质,易成窦道,经久不愈。多发于 20~40 岁的青壮年,据统计占 63%~75%,常伴有肾、前列腺和精囊腺结核。病程长久,但如能及时正确治疗,预后可,若双侧睾丸发生结核,则有可能导致不育。

本病属中医学"子痰"或"子痨"范畴。

一、诊断要点

(一) 症状

睾丸附睾结核一般发展缓慢,初期症状不明显。初起可有自觉阴囊坠胀、疼痛感,病久不愈,反复发作,可形成脓肿,破溃后脓液稀薄如痰,并夹有败絮样物质,经久不愈则形成窦道,可伴见血精、射精疼痛、尿频、尿急及低热、盗汗、全身乏力等症状。少数患者可急性起病,高热、疼痛、阴囊迅速肿大,类似于急性睾丸附睾炎,炎症消失后留下硬结、窦道形成。

(二) 体征

附睾尾可扪及大小不等、形状不规则、凹凸不平的硬结,触痛不显,常于阴囊皮肤粘连,有的延及整个附睾。偶可累及睾丸和并发睾丸鞘膜积液。精索增粗,输精管可触及串珠样结节。

(三) 辅助检查

1. B超是首选无创检查方法,超声图像主要表现为附睾增大,附睾部位可见低回声结节,内部回声不均匀,形态不规则,边界不清,若附睾结节内散在小钙化斑伴声影时,超声图有一定特征性。

2. 多次 24 小时尿液沉淀涂片可查到抗酸杆菌,PCR 检测结核分枝杆菌的敏感性高,特异性好。

3. 血常规可见白细胞计数在正常范围内,淋巴细胞增高,血沉加快。

（四）鉴别诊断

需与慢性睾丸附睾炎、阴囊内丝虫病、睾丸附睾肿瘤相鉴别。

二、西医治疗要点

（一）一般治疗

注意休息,加强营养,摄入丰富维生素,避免劳累。

（二）西药治疗

西医治疗主要采用抗结核药物治疗,采取早期、规律、全程、足量以及联合用药的治疗原则。目前异烟肼、利福平、吡嗪酰胺、链霉素以及乙胺丁醇是抗结核治疗一线药物。附睾病变较重、有寒性脓肿或窦道形成时可行附睾切除术。

三、中成药应用

（一）基本病机

肝肾亏损,脉络空虚,痰湿之邪乘虚侵袭肝肾之经脉,下注凝结于肾子是本病发生的基本病机。根据发病阶段的不同,表现为不同的症候。初期多为肝肾不足,阳虚痰凝,侵及肝肾二经,结于肾子而发病;中期阳病及阴,肝肾阴虚,阴虚内热,热盛肉腐,形成脓肿,破溃形成窦道,流出清稀脓液;后期窦道经久不愈,耗伤气血,导致气血亏虚。

（二）辨证分型使用中成药

睾丸附睾结核常用中成药一览表

证型	常用中成药
寒痰凝结证	小金丸
阴虚内热证	知柏地黄丸、六味地黄丸、猫爪草胶囊
气血亏虚证	十全大补丸、八珍丸、归脾颗粒

1. 寒痰凝结证

〔证候〕**主症**：发病缓慢，附睾肿大，多见于附睾尾部，输精管呈串珠样改变。**次症**：睾丸隐痛，疲劳时加重，阴囊怕冷。**舌脉**：舌淡，苔薄白或白腻，脉沉缓。

〔治则〕温化寒湿，化痰散结。

〔方药〕阳和汤加减。

〔**中成药**〕小金丸^(药典)[由麝香或人工麝香、木鳖子(去壳去油)、制草乌、枫香脂、醋乳香、醋没药、五灵脂(醋炒)、酒当归、地龙、香墨组成]，功能主治：散结消肿，化瘀止痛。用于痰气凝滞所致的瘰疬、瘿瘤、乳岩、乳癖，症见肌肤或肌肤下肿块一处或数处，推之能动，或骨及骨关节肿大，皮色不变，肿硬作痛等。用法用量：打碎后口服。1 次 1.2~3g，1 日 2 次，小儿酌减。

2. 阴虚内热证

〔证候〕**主症**：附睾肿大，可与阴囊粘连，阴囊逐渐肿胀，肤色黯红，轻触痛。**次症**：低热、盗汗、纳少、乏力、腰膝酸软、五心烦热或失眠，大便干，小便灼热。**舌脉**：舌红，苔少，脉细数。

〔治则〕滋阴清热，透脓散结。

〔方药〕滋阴除湿汤加减。

〔**中成药**〕(1) 知柏地黄丸^(药典)[由知母、黄柏、熟地黄、山茱萸(制)、牡丹皮、山药、茯苓、泽泻组成]，功能主治：滋阴降火。用于阴虚火旺，潮热盗汗，口干咽痛，耳鸣遗精，小便短赤。用法用量：口服。水蜜丸 1 次 6g，小蜜丸 1 次 9g，大蜜丸 1 次 1 丸，1 日 2 次。

(2) 六味地黄丸^(药典)(由熟地黄、酒萸肉、牡丹皮、山药、茯苓、泽泻组成)，功能主治：滋阴补肾。用于肾阴亏损，头晕耳鸣，腰膝酸软，骨蒸潮热，盗汗遗精，消渴。用法用量：打碎后口服。1 次 1.2~3g，1 日 2 次，小儿酌减。

(3) 猫爪草胶囊^(国产药品数据库)(由猫爪草组成)，功能主治：散结，消肿。用于瘰疬、淋巴结核未溃疡，亦可用于肺结核。用法用量：口服，1 次 4~6 粒，1 日 3 次，黄酒送服。连服 6 日，隔 3 日后再服。老人及儿童酌减。

3. 气血亏虚证

〔证候〕**主症**：阴囊破溃，流出稀样脓液和干酪样浊物，逐渐形成瘘管，日久不愈。**次症**：面色㿠白，低热，倦怠乏力，少气懒言，自汗。**舌脉**：舌淡，苔薄白，脉细无力。

〔治则〕补益气血。

〔方药〕十全大补汤加减。

〔**中成药**〕（1）十全大补丸^{（药典）}（由党参、炒白术、茯苓、炙甘草、当归、川芎、酒白芍、熟地黄、炙黄芪、肉桂组成），功能主治：温补气血。用于气血两虚，面色苍白，气短心悸，头晕自汗，体倦乏力，四肢不温，月经量多。用法用量：口服。水蜜丸 1 次 6g，小蜜丸 1 次 9g，大蜜丸 1 次 1 丸，1 日 2~3 次。

（2）八珍丸^{（药典）}（由党参、炒白术、茯苓、甘草、当归、白芍、川芎、熟地黄组成），功能主治：补气益血。用于气血两虚，面色萎黄，食欲不振，四肢乏力，月经过多。用法用量：口服。水蜜丸 1 次 6g，大蜜丸 1 次 1 丸，1 日 2 次。

（3）归脾颗粒^{（药典）}［由党参、炒白术、炙黄芪、炙甘草、茯苓、制远志、炒酸枣仁、龙眼肉、当归、木香、大枣（去核）组成］，功能主治：益气健脾，养血安神。用于心脾两虚，气短心悸，失眠多梦，头昏头晕，肢倦乏力，食欲不振，崩漏便血。用法用量：开水冲服。1 次 1 袋，1 日 3 次。

（三）外治法

阳和解凝膏^{（药典）}

〔**组成**〕鲜牛蒡草（或干品）、鲜凤仙透骨草（或干品）、生川乌、大黄、生草乌、地龙、赤芍、白蔹、川芎、防风、五灵脂、香橼、肉桂、没药、人工麝香、桂枝、当归、生附子、僵蚕、白芷、白及、续断、荆芥、木香、陈皮、乳香、苏合香。

〔**功效**〕温阳化湿，消肿散结。

〔**主治**〕用于脾肾阳虚、痰、瘀互结所致的阴疽、瘰疬未溃、寒湿痹痛。

〔**用法**〕外用，加温软化，贴于患处。

四、单验方

1. 徐福松（南京中医药大学）**验方**　结合散合枸橘汤。

地鳖虫 30g，炙蜈蚣 15g，参三七 30g，研为细末，每服 2g，川楝子 10g，金枸橘 10g，青陈皮各 5g，赤芍、赤苓各 10g，生甘草 3g，黄柏 6g，泽泻 10g，延胡索 10g，车前子 10g，金银花 12g。适用于起病之时睾丸肿痛，又发寒热，小便黄，口干渴，舌苔黄腻者。

2. 崔世耀（山西省吕梁市中医医院）**验方**　抗痨丸。

麻黄、党参、黄芪、鹿角胶、熟地、砂仁、泽泻、茯苓、金银花、连翘、丹参、当归、土鳖虫，以上诸药共研细末，炼蜜为丸，每丸 9g。

3. 单方一　白花蛇舌草 60g，银花藤 30g，野菊花 30g。水煎服，每日 1 剂。

4. 单方二　独活、白芷、当归、甘草各 10g，葱头 7 个，水煎外洗，每日 2 次。

第三节 鞘膜积液

鞘膜积液是指鞘膜腔内积聚的液体超过正常量而形成的囊肿,有原发和继发两种。原发者是因睾丸下降至阴囊时鞘突闭锁不全,正常情况下,精索部鞘状突在出生前或出生后短期内自行闭锁,形成纤维索,由于精索鞘状突部分未闭而形成囊性腔隙,当鞘膜本身或邻近器官出现病变时,形成囊性积液;继发是由于炎症、外伤、肿瘤、丝虫病等引起。可见于各种年龄,但以儿童为多。按鞘膜积液的解剖部位、形态和有无合并腹股沟疝,可分为 8 种类型:①睾丸鞘膜积液;②婴儿鞘膜积液;③先天型鞘膜积液;④精索鞘膜积液;⑤疝性鞘膜积液;⑥附睾鞘膜积液;⑦腹腔阴囊型鞘膜积液;⑧混合性鞘膜积液。临床表现均以单侧或双侧阴囊肿大,不红不热为特征。

属中医学"水疝"范畴。

一、诊断要点

(一)症状

起病缓慢,多为单侧发生,阴囊肿大,无感染时一般无自觉症状,阴囊内压力增高时可出现胀痛、牵拉或下坠感。肿大严重者可影响活动、排尿及性生活。先天交通性鞘膜积液平卧时按压肿块可逐渐缩小或消失,站立时增大;后天性则与体位无关。巨大鞘膜积液可使阴囊明显增大,阴茎内陷。由于炎症引起的可见局部疼痛,并可牵拉腹股沟区或下腹部疼痛,可伴发热、恶心、呕吐等症状。

(二)体征

阴囊内可触及囊性肿物,触之柔软无压痛,阴囊透光试验阳性。精索鞘膜积液位于腹股沟或者睾丸上方,与睾丸有明显界限;睾丸精索鞘膜积液时阴囊有梨形肿物,睾丸扪不清。交通性鞘膜积液卧位积液囊可缩小或消失。

(三)辅助检查

(1)彩超为首选检查,有助于确定阴囊内肿物为囊性、实性,同时可以估测积液量的多少。

(2)阴囊穿刺可抽出积液。将积液进行生化检查及培养有助于明确病因,但急性感染者不宜穿刺;怀疑睾丸或附睾肿瘤时,禁忌穿刺。

（四）鉴别诊断

需与腹股沟斜疝、精液囊肿、睾丸肿瘤相鉴别。

二、西医治疗要点

（一）一般治疗

急性感染所致的患者,嘱卧床休息,禁止性生活,抬高阴囊。

（二）手术治疗

2岁以内婴幼儿先天性精索鞘膜积液,多与其淋巴系统发育迟缓有关,当鞘膜的淋巴系统发育完善,积液可自行吸收,不需特殊处理。少数严重者需手术治疗。成人较小的、无症状的、长期不增大鞘膜积液,亦不需要手术治疗。对于较大的,有症状的鞘膜积液,一般可采取穿刺抽液并注入硬化剂和手术治疗两种方法。常用的手术方式有鞘膜开窗术、鞘膜翻转术、鞘膜切除术。

三、中成药应用

（一）基本病机

本病的发生多与肝、脾、肾相关。肝主疏泄、肾主水、脾主运化水湿,先天肾气不足,或肾阳虚衰,水液不能蒸腾气化;或脾阳虚冷,运化乏力,水湿潴留,导致局部水液的正常分泌与吸收功能失调;肝气不舒,气机不畅,气机不利,水湿内停。总之,本病的发生的关键是阴囊内水液输布异常,蓄水过多。

（二）辨证分型使用中成药

鞘膜积液常用中成药一览表

证型	常用中成药
脾肾阳虚证	济生肾气丸、肾宝合剂、龟鹿补肾丸
湿热下注证	龙胆泻肝丸、八正合剂、导赤丸
寒湿凝聚证	五苓散、九香止痛丸、附子理中丸

1. 脾肾阳虚证

〔证候〕**主症**:多见于先天性患者,症见阴囊肿大,不红不热,肿物过大时,阴囊光亮如水晶;**次症**:小便清长,大便溏,畏寒肢冷。**舌脉**:舌淡胖,苔薄白,脉细弱。

〔**治则**〕温肾健脾,化气行水。

〔**方药**〕济生肾气丸加减。

〔**中成药**〕(1) 济生肾气丸^(药典)〔由熟地黄、山茱萸(制)、牡丹皮、山药、茯苓、泽泻、肉桂、附子(制)、牛膝、车前子组成〕。功能主治:温肾化气,利水消肿。用于肾阳不足、水湿内停所致的肾虚水肿、腰膝酸软、小便不利、痰饮咳喘。用法用量:口服。水蜜丸 1 次 6g,小蜜丸 1 次 9g,大蜜丸 1 次 1 丸,1 日 2~3 次。

(2) 肾宝合剂^(药典)(由蛇床子、川芎、菟丝子、补骨脂、茯苓、红参、小茴香、五味子、金樱子、白术、当归、覆盆子、制何首乌、车前子、熟地黄、枸杞子、山药、淫羊藿、胡芦巴、黄芪、肉苁蓉、炙甘草组成)。功能主治:温补肾阳,固精益气。用于肾阳亏虚、精气不足所致的阳痿遗精、腰腿酸痛、精神不振、夜尿频多、畏寒怕冷、月经过多,白带清稀。用法用量:口服。1 次 10~20ml,1 日 3 次。

(3) 龟鹿补肾丸^(药典)〔由盐菟丝子、续断(盐蒸)、狗脊(盐蒸)、制何首乌、陈皮(蒸)、熟地黄、金樱子(蒸)、山药(炒)、淫羊藿(蒸)、锁阳(蒸)、酸枣仁(炒)、炙甘草、鹿角胶(炒)、龟甲胶(炒)、炙黄芪、覆盆子(蒸)组成〕。功能主治:补肾壮阳,益气血,壮筋骨。用于肾阳虚所致的身体虚弱、精神疲乏、腰腿酸软、头晕目眩、精冷、性欲减退、小便夜多、健忘、失眠。用法用量:口服。水蜜丸 1 次 4.5~9g,大蜜丸 1 次 6~12g,1 日 2 次。

2. 湿热下注证

〔**证候**〕**主症**:阴囊肿大,阴囊皮肤潮湿而温热,或者睾丸肿痛;**次症**:伴小便赤热,大便秘结。**舌脉**:舌红,苔黄腻,脉滑数。

〔**治则**〕清热利湿,利水消肿。

〔**方药**〕龙胆泻肝汤加减。

〔**中成药**〕(1) 龙胆泻肝丸^(药典)〔由龙胆、柴胡、黄芩、栀子(炒)、泽泻、木通、车前子、当归、地黄、炙甘草组成〕。功能主治:清肝胆,利湿热。用于肝胆湿热,头晕目赤,耳鸣耳聋,耳肿疼痛,胁痛口苦,尿赤涩痛,湿热带下。用法用量:口服,小蜜丸 1 次 6~12g(30~60 丸),大蜜丸 1 次 1~2 丸,1 日 2 次。

(2) 八正合剂^(药典)(由瞿麦、车前子、萹蓄、大黄、滑石、川木通、栀子、甘草、灯心草组成)。功能主治:清热,利尿,通淋。用于湿热下注,小便短赤,淋沥涩痛,口燥咽干。用法用量:口服,1 次 15~20ml,1 日 3 次,用时摇匀。

(3) 导赤丸^(药典)(由连翘、黄连、栀子、木通、玄参、天花粉、赤芍、大黄、黄芩、滑石组成)。功能主治:清热泻火,利尿通便。用于火热内盛所致的口舌生疮、咽喉疼痛、心胸烦热、小便短赤、大便秘结。用法用量：口服。水蜜丸 1 次 2g，大蜜丸 1 次 1 丸，1 日 2 次；周岁以内小儿酌减。

3. 寒湿凝聚证

〔**证候**〕**主症**：多见于病程日久者，症见阴囊逐渐增大，皮肤增厚，阴囊潮冷；**次症**：少腹坠胀冷痛，可伴面色少华，神疲乏力，小便清长，便溏。**舌脉**：舌淡，苔白，脉沉滑。

〔**治则**〕散寒化湿，温阳利水。

〔**方药**〕天台乌药散加减。

〔**中成药**〕（1）五苓散^(药典)（由猪苓、茯苓、白术、泽泻、桂枝组成）。功能主治：温阳化气，利湿行水。用于阳不化气、水湿内停所致的水肿，症见小便不利、水肿腹胀、呕逆泄泻、渴不思饮。用法用量：口服。1 次 6~9g，1 日 2 次。

（2）九香止痛丸^(药典)［由川木香、木香、沉香、降香、小茴香（盐水炙）、八角茴香、丁香、乳香（炒）、广藿香组成］。功能主治：温中散寒，行气止痛。用于寒凝气滞，脘腹疼痛。用法用量：口服，1 次 3~6g，1 日 2 次，小儿酌减。

（3）附子理中丸^(药典)［由附子（制）、党参、炒白术、干姜、甘草组成］。功能主治：温中健脾。用于脾胃虚寒，脘腹冷痛，呕吐泄泻，手足不温。用法用量：口服。水蜜丸 1 次 6g，小蜜丸 1 次 9g，大蜜丸 1 次 1 丸，1 日 2~3 次。

（三）外治法

通络祛痛膏^(药典)

〔**组成**〕当归、川芎、红花、山楂、花椒、胡椒、丁香、肉桂、荜茇、干姜、大黄、樟脑、冰片、薄荷脑。

〔**功效**〕活血通络，散寒除湿，消肿止痛。

〔**主治**〕用于腰部、膝部骨性关节病瘀血停滞、寒湿阻络证，症见关节刺痛或钝痛，关节僵硬，屈伸不利，畏寒肢冷。用于颈椎病（神经根型）瘀血停滞、寒湿阻络证，症见颈项疼痛、肩臂疼痛、颈项活动不利、肢体麻木、畏寒肢冷、肢体困重等。

〔**用法**〕外用，贴患处。适用于寒湿凝聚证。

四、单验方

1. 曹继刚（湖北中医药大学）**验方**　温阳化气利水方。

桂枝 15g、小茴香 15g、橘核 20g、荔枝核 15g、乌药 20g、元胡 30g、益母草 30g、红花 20g、川楝子 15g、川牛膝 20g、土茯苓 30g、滑石 30g、草薢 20g、薏米 30g、山药 20g、甘草 10g、黄柏 15g、连翘 30g、败酱草 30g、白花蛇舌草 30g。适用于寒湿凝滞证。

2. 周和平（成都市中医医院）**验方**　水疝汤。

党参、黄芪各 20g，山茱萸、泽泻、巴戟天、茯苓各 10g，青皮、柴胡、小茴香、苏梗、吴茱萸各 6g，白术、怀山药、车前仁各 15g，甘草 3g。适用于脾肾阳虚证。

第四节　隐睾症

睾丸在正常发育过程中会从腰部腹膜后下降至阴囊，如果没有出现下降或下降不全，阴囊内没有睾丸或只有一侧有睾丸，称之为隐睾症，临床上也称为睾丸下降不全或睾丸未降。本病最大的危害是引起男性不育和恶变，双侧隐睾不育率大于 70%，未治疗的单侧隐睾也可达 50.6%。隐睾恶性变的概率比正常睾丸高十倍至几十倍之多。

本病属于中医学"子隐"范畴。

一、诊断要点

（一）症状

主要表现为一侧或者双侧阴囊空虚无睾丸。约 80% 的睾丸可在体表触及，多位于腹股沟区。触及的患侧睾丸较健侧体积略小，质地偏软，弹性差，有时睾丸和附睾分离或者没有附睾，不能推入阴囊。隐睾常伴有腹股沟斜疝。并发嵌顿疝、睾丸扭转时，出现阴囊或腹股沟急性疼痛和肿胀。小儿因提睾反射活跃，受到寒冷刺激或紧张可使提睾肌收缩，睾丸上升到腹股沟，用手轻柔推动，睾丸即可回到阴囊底部，称回缩睾丸，至青春期多能自行下降。

（二）体征

可采取立位、平卧位或采取蹲踞位进行检查。检查者用双手触及阴囊，若在阴囊内触及不到，则仔细检查内环口及腹股沟区。

在隐睾症中，15%~20% 体检时在阴囊或腹股沟部未能触及睾丸，称未触及睾丸，其中 50% 位于腹股沟管部位，其次位于腹内，或异位等，需进一步做辅助检查，明确睾丸位置。

（三）辅助检查

超声检查、CT 检查、磁共振（MRI）检查等。

（四）鉴别诊断

需要与睾丸回缩、无睾丸等进行鉴别。

二、西医治疗要点

（一）激素治疗

绒毛膜性腺激素（HCG）、黄体生成激素释放激素（LH-RH）或促性腺激素释放激素（GnRH），也可 LH-RH+HCG 联用。

（二）手术治疗

睾丸下降固定术。

三、中成药应用

（一）基本病机

中医将睾丸称为"肾子"，其生长发育与先天肾气盛衰密切相关。若先天禀赋不足，肾气虚弱，睾丸发育即可受到影响而出现发育停滞和迟缓，睾丸不能降入阴囊而形成隐睾之症。

（二）辨证分型使用中成药

隐睾症常用中成药一览表

证型	常用中成药
先天不足证	龟鹿二仙膏、复方玄驹胶囊、右归丸
肝肾阴虚证	杞菊地黄丸（浓缩丸）、大补阴丸
气滞血瘀证（术后多见）	血府逐瘀胶囊、大黄䗪虫丸

1. 先天不足证

〔证候〕**主症**：隐睾（单侧或双侧）。**次症**：精神不振，腰膝酸软无力，小便清长，大便溏薄。**舌脉**：舌淡红，苔薄白，脉细弱。

〔治则〕补肾益气。

〔方药〕龟鹿二仙胶加减。

〔中成药〕（1）龟鹿二仙膏[药典]（由龟甲、鹿角、党参、枸杞组成）。功能主治：温肾益精，补养气血。用于肾虚精亏所致的腰膝酸软、遗精、阳痿。用法用量：口服，1 次 15~20g，1 日 3 次。

（2）复方玄驹胶囊[指南推荐]（由黑蚂蚁、淫羊藿、枸杞子、蛇床子组成）。功能主治:温肾、壮阳、益精。用于肾阳虚型,症见神疲乏力,精神不振,腰膝酸软,少腹阴器发凉,精冷滑泄,肢冷尿频,性欲低下,功能性勃起功能障碍等。用法用量:口服,1次3粒,1日3次;4周为1疗程。

(3)右归丸^(药典)(由熟地黄、炮附片、肉桂、山药、酒炙山茱萸、菟丝子、鹿角胶、枸杞子、当归、盐炒杜仲组成)。功能主治:温补肾阳,填精止遗。适用于肾阳不足,命门火衰之腰膝酸冷,精神不振,怯寒畏冷,阳痿遗精,大便溏薄,尿频而清。用法用量:口服,小蜜丸1次9g,大蜜丸1次1丸,1日3次。

2. 肝肾阴虚证

〔证候〕主症:隐睾(单侧或双侧)。次症:腰膝酸软无力,头晕目眩,耳鸣胁痛,手足心热,心悸烦躁,失眠多梦。舌脉:舌红,少苔,脉弦细或弦数。

〔治则〕滋补肝肾。

〔方药〕杞菊地黄汤加减。

〔中成药〕(1)杞菊地黄丸(浓缩丸)^(药典)(由枸杞、菊花、熟地黄、酒茱萸、山药、茯苓、泽泻、牡丹皮组成)。功能主治:滋养肝肾,用于肝肾阴亏,眩晕耳鸣,羞明畏光,迎风流泪,视物昏花。用法用量:口服。1次8丸,1日3次。

(2)大补阴丸^(药典)(由熟地黄、盐知母、盐黄柏、醋龟甲、猪脊髓组成)。功能主治:滋阴降火。适用于阴虚火旺之潮热盗汗,咳嗽咯血,耳鸣。用法用量:口服,水蜜丸1次6g,1日2~3次。

3. 气滞血瘀证(术后多见)

〔证候〕主症:隐睾(单侧或双侧)术后。次症:会阴部、或外生殖器区、或下腹部、或耻骨上区、或腰骶刺痛。舌脉:舌质黯或有瘀点、瘀斑,脉弦或涩。

〔治则〕活血行气。

〔方药〕血府逐瘀汤加减。

〔中成药〕(1)血府逐瘀胶囊^(药典)(由柴胡、当归、地黄、赤芍、红花、桃仁、枳壳、甘草、川芎、牛膝、桔梗组成)。功能主治:活血祛瘀,行气止痛。用于气滞血瘀引起的胸痹,头痛日久,痛如针刺而有定处,内热烦闷,心悸失眠,急躁易怒。用法用量:口服。1次6粒,1日2次,1个月为1个疗程。

(2)大黄䗪虫丸^(药典)(由熟大黄、土鳖虫、水蛭、虻虫、蛴螬、干漆、桃仁、炒苦杏仁、黄芩、地黄、白芍、甘草组成)。功能主治:活血破瘀,通经消癥。用于瘀血内停所致的癥瘕、闭经,症见腹部肿块、肌肤甲错、面色黯黑、潮热羸瘦、经闭不行。用法用量:口服,水蜜丸1次3g,小蜜丸1次3~6丸,大蜜丸1次1~2丸,1日1~2次。

第五节　睾丸肿瘤

睾丸肿瘤是在青年男性中最常见恶性肿瘤之一,分为原发性和继发性两类。原发性睾丸肿瘤又可分为睾丸生殖细胞瘤和睾丸非生殖细胞瘤。前者主要包括精原细胞瘤、胚胎癌、胚胎癌、绒毛膜上皮癌等,占睾丸肿瘤的95%,后者主要是睾丸基质肿瘤、间质细胞瘤、支持细胞瘤等。继发性睾丸肿瘤较为少见。

本病属于中医学"子岩"范畴。

一、诊断要点

(一)症状

1. 睾丸肿大　多数患者的睾丸呈不同程度肿大,有时睾丸完全被肿瘤取代,质地坚硬,甚则坚硬如石,正常的弹性消失,睾丸重量增加,部分睾丸肿瘤患者同时伴有鞘膜积液。

2. 疼痛　绝大多数患者睾丸感觉消失,无痛感。所以一般认为肿瘤是无痛性阴囊肿块。少数可伴有急性疼痛表现,多由肿瘤内出血、梗死、坏死或合并附睾炎所致。

3. 转移症状　睾丸肿瘤以淋巴结转移为主。最常见的转移是直接侵犯邻近部位,远处转移最常见的是转移到肺,其次是肝,以及腹腔内转移。

(二)体征

正常睾丸质地均匀、活动,可与附睾分界。若一侧睾丸增大或扪及肿块,质地比对侧硬,再用手托起时较对侧沉重,应高度怀疑睾丸癌。

(三)辅助检查

肿瘤标志物、超声检查、CT检查、磁共振(MRI)检查等。

(四)鉴别诊断

需要与睾丸附睾炎、睾丸血肿、睾丸扭转、睾丸表皮样瘤、睾丸囊肿等进行鉴别。

二、西医治疗要点

(一)手术治疗

最常用的手术方式为根治性睾丸切除。

（二）化疗

顺铂、博来霉素、多柔比星、环磷酰胺等。

（三）放射治疗

通常照射腹主动脉旁淋巴结、双侧髂总淋巴结和同侧髂外淋巴结。

三、中成药应用

（一）基本病机

本病因正气亏虚,湿、热、瘀、毒等邪气互结所致。热毒易伤肝肾之阴,久病耗伤气血致气血两虚。

（二）辨证分型使用中成药

睾丸肿瘤常用中成药一览表

证型	常用中成药
瘀毒互结证	大黄䗪虫丸、血府逐瘀胶囊
阴虚毒聚证	知柏地黄丸、杞菊地黄丸（浓缩丸）
气血两虚证	人参养荣丸、八珍丸
肝经郁热证	西黄丸、龙胆泻肝丸

1. 瘀毒互结证

〔**证候**〕**主症**:睾丸疼痛不适,质地较硬,可有坠胀不适感。**次症**:小便黄赤,大便干结。**舌脉**:舌红,苔黄或伴有瘀点,脉弦或涩。

〔**治则**〕清热解毒,化瘀散结。

〔**方药**〕桃红四物汤加减。

〔**中成药**〕(1) 大黄䗪虫丸^(药典)(由熟大黄、土鳖虫、水蛭、虻虫、蛴螬、干漆、桃仁、炒苦杏仁、黄芩、地黄、白芍、甘草组成)。功能主治:活血破瘀,通经消癥。用于瘀血内停所致的癥瘕、闭经,症见腹部肿块、肌肤甲错、面色黯黑、潮热羸瘦、经闭不行。用法用量:口服,水蜜丸 1 次 3g,小蜜丸 1 次 3~6 丸,大蜜丸 1 次 1~2 丸,1 日 1~2 次。

(2) 血府逐瘀胶囊^(药典)(由柴胡、当归、地黄、赤芍、红花、桃仁、枳壳、甘草、川芎、牛膝、桔梗组成)。功能主治:活血祛瘀,行气止痛。用于气滞血瘀引起的胸痹,头痛日久,痛如针刺而有定处,内热烦闷,心悸失眠,急躁易怒。用法用量:口服。1 次 6 粒,1 日 2 次,1 个月为 1 个疗程。

2. 阴虚毒聚证

〔**证候**〕**主症**:睾丸肿大,疼痛剧烈,阴囊皮肤黯红或有溃疡形成,**次症**:腰膝酸软无力,头晕耳鸣,潮热盗汗,口干口渴,手足心热,心悸烦躁,失眠多梦。**舌脉**:舌红,少苔,脉细数。

〔**治则**〕养阴清热,解毒散结。

〔**方药**〕知柏地黄汤加减。

〔**中成药**〕(1)知柏地黄丸^(药典)(由知母、黄柏、熟地黄、山药、山茱萸、泽泻、茯苓、牡丹皮组成)。功能主治:滋阴降火,由于阴虚火旺,潮热盗汗,口干咽痛,耳鸣遗精,小便短赤。用法用量:口服。水蜜丸 1 次 6g,小蜜丸 1 次 9g,大蜜丸 1 次 1 丸,1 日 2 次。

(2)杞菊地黄丸(浓缩丸)^(药典)(由枸杞、菊花、熟地黄、酒茱萸、山药、茯苓、泽泻、牡丹皮组成)。功能主治:滋养肝肾,用于肝肾阴亏,眩晕耳鸣,羞明畏光,迎风流泪,视物昏花。用法用量:口服。1 次 8 丸,1 日 3 次。

3. 气血两虚证

〔**证候**〕**主症**:睾丸肿大坚硬,表面凹凸不平,多合并全身多处转移症状。**次症**:形体消瘦,面色苍白,神疲倦怠,少气懒言,心慌头晕。**舌脉**:舌淡红或淡白,苔薄白,脉沉或细弱。

〔**治则**〕益气养血,解毒散结。

〔**方药**〕八珍汤加减。

〔**中成药**〕(1)人参养荣丸^(药典)[由人参、土白术、茯苓、炙甘草、当归、熟地黄、白芍(麸炒)、炙黄芪、陈皮、制远志、肉桂、五味子(酒蒸)组成]。功能主治:温补气血。用于心脾不足,气血两亏,形瘦神疲,食少便溏,病后虚弱。用法用量:口服。水蜜丸 1 次 6g,大蜜丸 1 次 1 丸,1 日 1~2 次。

(2)八珍丸^(药典)(由党参、白术、茯苓、甘草、当归、白芍、川芎、熟地黄组成)。功能主治:补气益血。用于气血两虚,面色萎黄,食欲不振,四肢乏力,月经过多。用法用量:口服。水蜜丸 1 次 6g,大蜜丸 1 次 1 丸,1 日 2 次。

4. 肝经郁热证

〔**证候**〕**主症**:睾丸肿胀疼痛,平素情绪抑郁或烦躁易怒。**次症**:肋部或少腹窜痛,逢情志不畅或恼怒时加重,心烦失眠,口干口苦。**舌脉**:舌边尖红,苔薄黄或黄腻,脉弦滑。

〔**治则**〕清泄肝热,解毒散结。

〔**方药**〕龙胆泻肝汤加减。

〔**中成药**〕(1)西黄丸^(药典)(体外培育牛黄、乳香、没药、人工麝香组成)。

功能主治:清热解毒,和营消肿。用于痈疽疔毒,瘰疬,流注,癌肿等。用法用量:口服,1 次 1 瓶(3g),1 日 2 次。

(2)龙胆泻肝丸^(药典)(由龙胆、柴胡、黄芩、栀子、泽泻、木通、盐车前子、酒当归、地黄、炙甘草组成)。功能主治:清肝胆,利湿热。用于肝胆湿热,头晕目赤,耳鸣耳聋,胁痛口苦,尿赤,湿热带下。用法用量:口服。小丸 1 次 6~12g(30~60 丸),大丸 1 次 12 丸,1 日 2 次。

第六节　精索静脉曲张

精索静脉曲张是指精索静脉回流受阻或静脉瓣膜失效,血液反流导致精索蔓状静脉丛的伸长、扩张及迂曲。多见于青壮年,青春期之前较少发生,尤其见于经常增加腹压的男性,通常以左侧发病居多。

本病属于中医学"筋瘤""筋疝"范畴。

一、诊断要点

(一)症状

多数患者可无临床症状,仅在体检时或发现不育症时发现。少数患者可有阴囊坠胀疼痛感、隐痛,可向下腹部,腹股沟区或后腰部放射,劳累或久站后及行走时症状加重,平卧休息后症状减轻或消失。

(二)体征

可见患侧阴囊较健侧阴囊明显松弛下坠,严重者视诊和触诊可见精索内静脉似蚯蚓团块,平卧位时,曲张缩小或消失,并于站立位行 Valsalva 试验以了解患者否存在迂曲、扩张的静脉团。

(三)辅助检查

彩色多普勒超声检查有助于明确诊断,必要时可做介入精索内静脉造影。

(四)鉴别诊断

需要与腹股沟疝、输精管附睾结核、继发性精索静脉曲张等进行鉴别。

二、西医治疗要点

(一)药物治疗

七叶皂苷类:迈之灵片;黄酮类:地奥司明片等。

（二）手术治疗

开放手术、腹腔镜、显微镜下精索静脉结扎术等。

三、中成药应用

（一）基本病机

本病以肾虚、肝郁、瘀血为基本特点,治疗主要从肝肾着手,兼及心脾,以疏肝、补肾、活血化瘀通络为基本原则。

（二）辨证分型使用中成药

精索静脉曲张常用中成药一览表

证型	常用中成药
气滞血瘀证	大黄䗪虫丸、血府逐瘀胶囊
湿热瘀阻证	龙胆泻肝丸、二妙丸
肝肾亏虚证	右归丸、左归丸
气虚下陷证	补中益气丸

1. 气滞血瘀证

〔证候〕主症:阴囊青筋粗大,盘曲呈蚯蚓状,时时胀痛,劳累加重,休息减轻。次症:瘀久入络,引及睾丸、少腹、腰部坠胀疼痛。舌脉:舌红,苔黄或伴有瘀点,脉弦或涩。

〔治则〕活血通络。

〔方药〕桃红四物汤合失笑散加减。

〔中成药〕(1)大黄䗪虫丸^{（药典）}(由熟大黄、土鳖虫、水蛭、虻虫、蛴螬、干漆、桃仁、炒苦杏仁、黄芩、地黄、白芍、甘草组成)。功能主治:活血破瘀,通经消癥。用于瘀血内停所致的癥瘕、闭经,症见腹部肿块、肌肤甲错、面色黯黑、潮热羸瘦、经闭不行。用法用量:口服,水蜜丸 1 次 3g,小蜜丸 1 次 3~6 丸,大蜜丸 1 次 1~2 丸,1 日 1~2 次。

(2)血府逐瘀胶囊^{（药典）}(由柴胡、当归、地黄、赤芍、红花、桃仁、枳壳、甘草、川芎、牛膝、桔梗组成)。功能主治:活血祛瘀,行气止痛。用于气滞血瘀引起的胸痹,头痛日久,痛如针刺而有定处,内热烦闷,心悸失眠,急躁易怒。用法用量:口服。1 次 6 粒,1 日 2 次,1 个月为 1 个疗程。

2. 湿热瘀阻证

〔证候〕主症：精索静脉盘曲成团，精索肿大，时有灼热疼痛。次症：阴囊微红，小便短赤，身重疲倦，脘腹痞闷，口中甜腻。舌脉：舌红，苔黄腻，脉弦滑。

〔治则〕清热化湿，活血通络。

〔方药〕防己泽兰汤加减。

〔中成药〕（1）龙胆泻肝丸^{（药典）}（由龙胆、柴胡、黄芩、栀子、泽泻、木通、盐车前子、酒当归、地黄、炙甘草组成）。功能主治：清肝胆，利湿热。用于肝胆湿热，头晕目赤，耳鸣耳聋，胁痛口苦，尿赤，湿热带下。用法用量：口服。小丸1次6~12g（30~60丸），大丸1次12丸，1日2次。

（2）二妙丸^{（药典）}（由苍术、黄柏组成）。功能主治：燥湿清热。用于湿热下注，白带，阴囊湿痒。用法用量：口服，1次6~9g，1日2次。

3. 肝肾亏虚证

〔证候〕（1）偏肾阴虚：主症：患者阴囊青筋暴露，坠胀疼痛，有时可沿腹股沟放射。次症：头晕耳鸣、目眩、失眠多梦、腰膝酸软。舌脉：舌淡，苔薄白，脉弦细。

（2）偏肾阳虚：主症：患者阴囊青筋暴露，坠胀疼痛，有时可沿腹股沟放射。次症：曲张侧睾丸软小，阳痿，不育，神疲乏力，四肢发凉，腰背冷痛。舌脉：舌淡，苔薄白，脉沉细。

〔治则〕补益肝肾。

〔方药〕偏阳虚用右归丸，偏阴虚用左归丸。

〔中成药〕（1）右归丸^{（药典）}（由熟地黄、炮附片、肉桂、山药、酒茱萸、菟丝子、鹿角胶、枸杞子、当归、杜仲组成）。功能主治：温补肾阳，填精止遗。用于肾阳不足，命门火衰，腰膝酸冷，精神不振，怯寒畏冷，阳痿遗精，大便溏薄，尿频而清。用法用量：口服，小蜜丸1次9g，1日3次，大蜜丸1次1丸，1日3次。

（2）左归丸^{（药典）}（由枸杞子、龟甲胶、鹿角胶、牛膝、山药、山茱萸、熟地黄、菟丝子组成）。功能主治：滋肾补阴。用于真阴不足，腰酸膝软，盗汗，神疲口燥。用法用量：口服，1次9g，1日2次。

4. 气虚下陷证

〔证候〕主症：阴囊坠胀不适，有时可沿腹股沟放射，囊内青筋暴露，久立久走劳累后加重。次症：精液检查精子数量减少、活力降低，形体消瘦，少气懒言，面色萎黄，体倦乏力，纳差便溏。舌脉：舌淡胖，边有齿痕，苔白，脉沉细。

〔治则〕补中益气。

〔方药〕补中益气汤加减。

〔**中成药**〕补中益气丸^(药典)（由炙黄芪、党参、炙甘草、白术、当归、升麻、柴胡、陈皮。辅料为生姜、大枣组成）。功能主治：补中益气。用于体倦乏力、内脏下垂。用法用量：口服。1 次 8~10 丸，1 日 3 次。

（三）外治法

对于合并精索炎者，局部外敷青敷膏，日换 1 次。

四、单验方

崔云（浙江中医药大学附属宁波市中医院）**验方**　通精灵。

柴胡 8g、炒露蜂房 5g、红花 10g、丹参 20g、三七粉 6g、枸杞子 15g、五加皮 15g、菟丝子 20g、煅龙骨 30g、煅牡蛎 30g。功效：疏肝通络、活血祛瘀、补肾强精。用于精索静脉曲张所致的不育症。

第五章　前列腺与精囊疾病

前列腺炎是指前列腺在病原体或/和某些非感染因素作用下,患者出现以骨盆区域疼痛或不适、排尿异常等症状为特征的一组疾病。是成年男性的常见疾病,有资料显示约有 50% 的男性在一生中的某个时期会受到前列腺炎的影响,部分前列腺炎可能严重地影响患者的生活质量,并对公共卫生事业造成巨大的经济负担。据统计,前列腺炎患者占泌尿外科门诊患者的 8%~25%。

本病属于中医学"精浊""淋证""白浊"等范畴。

一、诊断要点

美国国立卫生研究院根据对前列腺炎的基础和临床研究情况,将前列腺炎分为四型,即急性细菌性前列腺炎(Ⅰ型)、慢性细菌性前列腺炎(Ⅱ型)、慢性前列腺炎/慢性骨盆疼痛综合征(Ⅲ型)、无症状性前列腺炎(Ⅳ型)。

(一)症状

1. 排尿异常　患者表现为不同程度的尿频、尿急、尿痛,尿不尽感,尿道灼热,于晨起、尿末或排便时尿道有少量白色分泌物流出;还可有排尿等待、排尿无力、尿线变细或中断及排尿时间延长等。

2. 疼痛症状　会阴部、外生殖器区、下腹部、耻骨上区、腰骶及肛周坠胀疼痛不适。

3. 其他　部分患者还可出现头晕、乏力、记忆力减退、性功能异常、射精不适或疼痛和精神抑郁等症状。

(二)体征

前列腺指诊:包括质地(腺体饱满,或软硬不匀,或有结节,或质地较硬)、压痛(可有局限性压痛)、大小(可轻度增大或正常)等。

（三）辅助检查

尿常规分析及尿沉渣；前列腺液常规检查；前列腺液培养。必要时可配合B超、尿流率、尿动力学、膀胱镜、尿道镜、CT和MRI检查等，用于排除泌尿生殖系统以及盆腔脏器可能存在的其他疾病。

（四）鉴别诊断

Ⅲ型前列腺炎需要与良性前列腺增生、膀胱过度活动症、神经源性膀胱、腺性膀胱炎、膀胱前列腺肿瘤、肛门直肠疾病、腰椎疾病等可能导致骨盆区域疼痛和排尿异常的疾病进行鉴别。

二、西医治疗要点

（一）一般治疗

患者应戒酒，忌辛辣刺激食物；避免憋尿、久坐。避免不洁性行为和频繁性兴奋，鼓励适度的性生活；规律的前列腺按摩治疗也可明显缓解患者的不适症状。

（二）西药治疗

最常用的3种药物是抗生素、α-受体阻滞剂和非甾体抗炎镇痛药，其他药物对缓解症状也有不同程度的疗效。

1. 抗生素 目前，在治疗前列腺炎的临床实践中，最常用的一线药物是抗生素，但目前只发现约5%的慢性前列腺炎患者有明确的细菌感染。

2. α-受体阻滞剂 是治疗Ⅱ型或Ⅲ型前列腺炎的基本药物。可与抗生素合用治疗ⅢA型前列腺炎，合用疗程应在6周以上。

3. 非甾体抗炎镇痛药 是治疗Ⅲ型前列腺炎相关症状的经验性用药，主要目的是缓解疼痛和不适。

4. 其他药物 还可根据临床情况选用植物药、M-受体阻滞剂、抗抑郁药及抗焦虑药等。

（三）物理治疗

有热疗、前列腺按摩等。

三、中成药应用

（一）基本病机

中医认为前列腺炎病因病机可归结为湿热、瘀滞与肾（肝脾）虚，三者可并存。其病机演变多认为湿热下注多出现在病变早期，中期多为湿热瘀阻，而后期多伴肾（肝脾）亏虚。湿、热、瘀、滞、虚贯穿在慢性前列腺炎不同阶段。

（二）辨证分型使用中成药

前列腺炎常用中成药一览表

证型	常用中成药
湿热下注证	宁泌泰胶囊、八正片、银花泌炎灵片
气滞血瘀证	泽桂癃爽胶囊、大黄䗪虫丸
湿热瘀滞证	前列解毒胶囊、癃闭舒胶囊、前列泰胶囊
肝气郁结证	逍遥丸
肾阳亏虚证	复方玄驹胶囊、右归丸
肝肾阴虚证	大补阴丸

1. 湿热下注证

〔证候〕**主症**：小便灼热涩痛，尿频尿急；**次症**：尿黄短赤、尿后滴沥，小便白浊，阴囊潮湿，心烦口干，口臭脘痞。**舌脉**：舌苔黄腻，脉滑实或弦数。

〔治则〕清热利湿。

〔方药〕八正散或龙胆泻肝汤。

〔中成药〕（1）宁泌泰胶囊^{（医保目录）}（由四季红、芙蓉叶、仙鹤草、大风藤、白茅根、连翘、三棵针组成）。功能主治：清热解毒，利湿通淋。用于湿热蕴结所致淋证，症见小便不利，淋沥涩痛，尿血，以及下尿路感染、慢性前列腺炎见上述证候者。用法用量：口服，1 次 3~4 粒，1 日 3 次；7 天为 1 个疗程。

（2）八正片^{（医保目录）}[由瞿麦、车前子（炒）、萹蓄、大黄、滑石、川木通、栀子、甘草、灯心草组成]。功能主治：清热，利尿，通淋。用于湿热下注之小便短赤、淋沥涩痛、口燥咽干。用法用量：口服，1 次 3~4 片，1 日 3 次。

（3）银花泌炎灵片^{（医保目录）}（由金银花、半枝莲、萹蓄、瞿麦、石韦、川木通、车前子、淡竹叶、桑寄生、灯心草组成）。功能主治：清热解毒，利湿通淋。用于急性肾盂肾炎，急性膀胱炎属下焦湿热证，症见发热恶寒、尿频急、尿道刺痛或尿血、腰痛等。用法用量：口服，1 次 4 片，1 日 4 次；2 周为 1 个疗程。可连服 3 个疗程。

2. 气滞血瘀证

〔证候〕**主症**：会阴部、或外生殖器区、或下腹部、或耻骨上区、或腰骶及肛周疼痛，以上部位坠胀。**次症**：尿后滴沥，尿刺痛，小便淋沥不畅。**舌脉**：舌质黯或有瘀点、瘀斑，脉弦或涩。

〔**治则**〕行气活血。

〔**方药**〕复元活血汤或少腹逐瘀汤。

〔**中成药**〕（1）泽桂癃爽胶囊^(医保目录)（由泽兰、皂角刺、肉桂组成）。功能主治:行瘀散结,化气利水。用于膀胱瘀阻型前列腺增生及慢性前列腺炎,症见夜尿频多,排尿困难,小腹胀满,或小便频急,排尿不尽,少腹、会阴或腰骶疼痛或不适、睾丸坠胀不适、尿后滴白等。用法用量:口服,1 次 2 粒,1 日 3 次;30天为 1 疗程。

（2）大黄䗪虫丸^(药典)[由熟大黄、土鳖虫(炒)、水蛭(制)、虻虫(去翅足,炒)、蛴螬(炒)、干漆(煅)、桃仁、苦杏仁(炒)、黄芩、地黄、白芍、甘草组成],功能主治:活血破瘀,通经消癥。用于瘀血内停所致的癥瘕、闭经,症见腹部肿块、肌肤甲错、面色黯黑、潮热羸瘦、经闭不行。用法用量:口服,水蜜丸 1 次 3g,小蜜丸 1 次 3~6 丸,大蜜丸 1 次 1~2 丸,1 日 1~2 次。

3. 湿热瘀滞证

〔**证候**〕**主症**:尿频、尿急、尿痛,排尿困难,会阴、或肛门坠胀不适或疼痛,尿道口有乳白色分泌物。**次症**:尿不尽、尿有余沥、尿黄、尿道有灼热感;口苦口干,阴囊潮湿。**舌脉**:舌红,苔黄腻,脉弦数或弦滑。

〔**治则**〕清热利湿,化瘀止痛。

〔**方药**〕龙胆泻肝汤合桃红四物汤或四妙丸合失笑散。

〔**中成药**〕（1）前列解毒胶囊^(指南推荐)（由水蛭、酒制大黄、益母草、蒲公英、红花、地龙、黄芪、当归、白芍、鸡内金、柴胡组成）。功能主治:解毒利湿,通淋化瘀。用于慢性前列腺炎属湿热夹瘀证,症见小便频急,尿后余沥,尿后滴白,尿道涩痛,少腹疼痛,会阴不适,腰骶疼痛,阴囊潮湿,睾丸疼痛等症。用法用量:口服,1 次 4 粒,1 日 2 次。

（2）癃闭舒胶囊^(药典)（由补骨脂、益母草、金钱草、海金沙、琥珀、山慈菇组成）。功能主治:益肾活血,清热通淋。用于肾气不足,湿热瘀阻所致的癃闭,症见腰膝酸软,尿频,尿急,尿痛,尿线细,伴小腹拘急疼痛。用法用量:口服,1 次 3 粒,1 日 2 次。

（3）前列泰胶囊^(医保目录)（由益母草、萹蓄、红花、油菜蜂花粉、盐炒知母、盐炒黄柏组成）。功能主治:清热利湿,活血散结。适用于慢性前列腺炎湿热夹瘀证。用法用量:口服,1 次 5 粒,1 日 3 次。

4. 肝气郁结证

〔**证候**〕**主症**:会阴部、或外生殖器区、或下腹部、或耻骨上区、或腰骶及肛周坠胀不适,以上部位似痛非痛,精神抑郁。**次症**:小便淋沥不畅,胸闷善太息,性情急躁焦虑,疑病恐病。**舌脉**:舌淡红,脉弦。

〔**治则**〕疏肝解郁。

〔**方药**〕柴胡疏肝散或逍遥散合金铃子散。

〔**中成药**〕逍遥丸^(药典)(由柴胡、当归、白芍、炒白术、茯苓、炙甘草、薄荷、生姜组成)。功能主治:疏肝健脾,养血调经。用于肝郁脾虚所致的郁闷不舒、胸胁胀痛、头晕目眩、食欲减退、月经不调。用法用量:口服,1次6~9g,1日2次。

5. 肾阳亏虚证

〔**证候**〕**主症**:畏寒怕冷,腰膝软或痛。**次症**:尿后滴沥,精神萎靡,阳痿或性欲低下。**舌脉**:舌淡苔薄白,脉沉迟或无力。

〔**治则**〕补肾壮阳。

〔**方药**〕济生肾气丸或肾气丸。

〔**中成药**〕(1) 复方玄驹胶囊^(指南推荐)(由黑蚂蚁、淫羊藿、枸杞子、蛇床子组成)。功能主治:温肾、壮阳、益精。用于肾阳虚型,症见神疲乏力,精神不振,腰膝酸软,少腹阴器发凉,精冷滑泄,肢冷尿频,性欲低下,功能性勃起功能障碍等。用法用量:口服,1次3粒,1日3次;4周为1疗程。

(2) 右归丸^(药典)(由熟地黄、炮附片、肉桂、山药、酒炙山茱萸、菟丝子、鹿角胶、枸杞子、当归、盐炒杜仲组成)。功能主治:温补肾阳,填精止遗。适用于肾阳不足,命门火衰之腰膝酸冷,精神不振,怯寒畏冷,阳痿遗精,大便溏薄,尿频而清。用法用量:口服,小蜜丸1次9g,大蜜丸1次1丸,1日3次。

6. 肝肾阴虚证

〔**证候**〕**主症**:腰膝软或痛,五心烦热,失眠多梦。**次症**:小便白浊如米泔样或短赤、遗精、早泄、性欲亢进或阳强。**舌脉**:舌红少苔,脉沉细或弦细。

〔**治则**〕滋阴清热。

〔**方药**〕知柏地黄汤或左归丸。

〔**中成药**〕大补阴丸^(药典)(由熟地黄、盐知母、盐黄柏、醋龟甲、猪脊髓组成)。功能主治:滋阴降火。适用于阴虚火旺之潮热盗汗,咳嗽咯血,耳鸣。用法用量:口服,水蜜丸1次6g,1日2~3次。

(三) 外治法

1. 前列安栓^(医保目录)

〔**组成**〕黄柏、虎杖、大黄、栀子、大黄、泽兰、毛冬青、吴茱萸、威灵仙、石菖蒲、荔枝核等。

〔**功效**〕清热利湿通淋,化瘀散结止痛。

〔**主治**〕湿热瘀血壅阻证所引起的少腹痛、会阴痛、睾丸疼痛、排尿不利、尿频、尿痛、尿道口滴白、尿道不适等证。可用于精浊、白浊、劳淋(慢性前列腺炎)等病见以上证候者。

〔**用法**〕每晚临睡前将药栓置入肛门约 3~4cm,1 次 1 粒,1 日 1 次,1 个月为 1 个疗程。

2. 野菊花栓

〔**组成**〕野菊花。

〔**功效**〕抗菌消炎。

〔**主治**〕用于前列腺炎等疾病。

〔**用法**〕肛门给药,1 次 1 粒,1 日 1~2 次或遵医嘱。便后或睡前使用为佳。

四、单验方

1. 徐福松(江苏省中医院)**验方** 草菟汤。

草薢 15g、菟丝子 10g、茯苓 15g、车前子 15g、泽泻 10g、牡蛎 20g、川断 10g、山药 20g、沙苑子 10g、丹参 20g、石菖蒲 3g、黄柏 6g、甘草 3g。功效:补肾利湿。用于慢性前列腺炎湿浊留于下焦,兼肾虚者。

2. 房芝萱(北京中医医院)**验方**

(1)治标经验方:白芥子 10g、肉桂 10g、猪苓 10g、瞿麦 10g、萹蓄 10g、石韦 10g、牛膝 10g、车前子(包)10g、川楝子 15g、琥珀(分冲)3g。功效:化浊利水,温肾散寒,用于前列腺炎初期。

(2)治本经验方:枸杞子 15g、菟丝子 15g、山药 12g、山萸肉 12g、芡实 12g、泽泻 10g、萹蓄 10g、当归 10g、赤芍 10g、牛膝 10g、车前子(包)10g、六一散 18g(包)、猪苓 12g、云茯苓 21g。功效:补肾健脾,活血利水。用于前列腺炎后期,寒湿之邪已祛除,补益脾肾,以固根本。

3. **单方一** 凤仙花全草适量。用法:将上药晾干,1 次 25g,水煎服,1 次 100ml,1 日 2 次。用于慢性前列腺炎证属湿热瘀滞者。

4. **单方二** 三七粉。用法:口服,1 次 3g,1 日 2 次。用于慢性前列腺炎证属气滞血瘀者。

第二节 精囊炎

精囊炎,又称血精,是指精囊腺的非特异性感染。典型临床表现为血精,伴有尿频、尿急、尿痛、会阴部不适等症状,常与慢性前列列腺炎并存。精囊炎的发病年龄多在 20~40 岁。临床上分为急性精囊炎和慢性精囊炎两类,前者少见,后者多见。急性精囊腺炎临床表现与急性前列腺炎相似,慢性精囊腺炎较多见。

急性精囊腺炎属于中医学"血淋""热淋"范畴畴,慢性精囊腺炎属于中医学"血精"范畴。

一、诊断要点

临床上分为急性精囊炎和慢性精囊炎两类。

(一) 症状

急性精囊炎射精时,轻者仅见排血性精液,颜色多呈鲜红色,重者可伴有尿频、尿急、尿痛,终末血尿及排尿困难;以及下腹部疼痛,并可牵及会阴和两侧腹股沟,射精时疼痛明显加剧;另外可伴见发热、恶寒;慢性精囊炎主要表现为间歇性血精,可呈黯红色,时有血丝或血块,可伴有尿道刺激征,但大多数症状不典型,耻骨上区隐痛,并伴会会阴部不适。部分患者伴性欲减退、性功能障碍。

(二) 体征

急性精囊炎肛门指检时可触及肿大的精囊,压痛明显;下腹部、会阴部及耻骨上区可有压痛。慢性精囊炎直肠指检精囊腺肿大、变硬,甚至变形,可有压痛,与前列腺界限不清。

(三) 辅助检查

血常规、尿道分泌物涂片、经直肠超声、CT、MRI 及精囊腺造影可协助诊断。

(四) 鉴别诊断

与前列腺精囊结核、精囊癌、前列腺或精囊结石鉴别。

二、西医治疗要点

(一) 一般治疗

注意外阴部的清洁卫生,饮食清淡,禁食酒、咖啡、浓茶及辛辣炙煿类刺激性食物,劳逸结合。急性期应禁止性生活,注意休息,戒除手淫。慢性者应注意锻炼身体,增强体质,以利于疾病的康复。避免骑自行车、骑马等运动,以减少对会阴部的压迫;节制性欲,一旦出现血精,应严禁房事,以免加重性器官充血。

（二）西药治疗

精囊炎急性期,可配合敏感的抗生素治疗,常用的药物有大环内酯类、磺胺类、奎诺酮类、头孢菌素类等,当感染可疑而细菌培养阴性者,可考虑支原体、衣原体等感染的可能,可予大环内酯类如阿奇霉素、克拉霉素、四环素类如强力霉素等进行治疗。如出血较为明显的血精,可酌情选用止血药进行治疗,如氨甲环酸、酚磺乙胺、维生素 K_3 等。

（三）手术治疗

精囊炎通常不需要进行手术治疗,但部分炎症迁延不愈合并顽固性血精患者,可考虑行精囊镜检查,除明确病因外,还可以进行相应的处理,常见的如射精管狭窄扩张及内切开、精囊结石碎石、射精管囊肿切除及精囊冲洗等。

三、中成药应用

（一）基本病机

本病病机与肾、心功能失调密切相关。基本的病理变化为病邪由外入里、脏腑失调、气血不和,引起精室血络受损,血溢脉外,随精并出。病位主要在精室。中医治疗多从"血"论治,具体可采用凉血止血、养血止血、补气摄血和活血止血法。

（二）辨证分型使用中成药

精囊炎（血精）常用中成药一览表

证型	常用中成药
湿热下注证	四妙丸、龙胆泻肝丸、黄柏八味片
阴虚火旺证	知柏地黄丸、裸花紫珠胶囊
气滞血瘀证	桂枝茯苓丸、大黄䗪虫丸
脾肾两虚证	无比山药丸、归脾丸

1. 湿热下注证

〔证候〕主症:精液鲜红量多,射精疼痛,会阴部胀痛,阴囊湿痒;次症:口苦而黏,烦躁易怒,渴不多饮,尿赤浑浊,或尿道灼热而痛。舌脉:舌红苔黄腻,脉濡数。

〔治则〕清热利湿,凉营止血。

〔方药〕三妙丸合小蓟饮子加减。

〔**中成药**〕(1) 四妙丸^(药典)(由苍术、牛膝、黄柏、薏苡仁组成)。功能主治:清热利湿。主治湿热下注,两足麻木,筋骨酸痛等。用于治疗丹毒,急慢性肾炎,湿疹,骨髓炎,关节炎等。用法用量:口服,1 次 6g(1 次 1 袋),1 日 2 次。

(2) 龙胆泻肝丸^(药典)(由龙胆、柴胡、黄芩、栀子、泽泻、木通、车前子、当归、地黄、炙甘草组成)。功能主治:清肝胆,利湿热。用于肝胆湿热,头晕目赤,耳鸣耳聋,胁痛口苦,尿赤,湿热带下。用法用量:口服。1 次 3~6g,1 日 2 次。

(3) 黄柏八味片^(医保目录)(由黄柏、香墨、栀子、甘草、红花、荜茇、牛胆粉、黑云香组成)。功能主治:清热燥湿、凉血止血、固精。用于治疗急慢性肾盂肾炎、膀胱炎等尿路感染,精浊(急慢性前列腺炎)、精癃(前列腺增生),尿血,淋证,癃闭,遗精等。

2. 阴虚火旺证

〔**证候**〕**主症:**精液色红质稠,射精时痛,性欲亢进。**次症:**头晕耳鸣,潮热盗汗,腰膝酸软,会阴部坠胀不适。**舌脉:**舌红少苔,脉细数。

〔**治则**〕滋阴降火,凉营止血。

〔**方药**〕知柏地黄汤加减。

〔**中成药**〕(1) 知柏地黄丸^(药典)[由知母、黄柏、熟地黄、山药、山茱萸(制)、牡丹皮、茯苓、泽泻组成]。功能主治:滋阴清热。用于用于潮热盗汗,耳鸣遗精,口干咽燥。用法用量:口服,1 次 8 丸,1 日 3 次。

(2) 裸花紫珠胶囊^(国产药品数据库)(由裸花紫珠组成)。功能主治:消炎、解毒、收敛、止血。用于细菌性感染引起的炎症,急性传染肝炎,呼吸道和消化道出血等多种出血。用法用量:口服,1 次 3~5 粒,1 日 3~4 次。

3. 气滞血瘀证

〔**证候**〕**主症:**精色黯红,或精液中夹血紫黯,射精时阴茎刺痛。**次症:**小腹胀满疼痛,神情抑郁。**舌脉:**舌紫黯或有瘀点、瘀斑,脉沉涩。

〔**治则**〕活血化瘀,引血归经。

〔**方药**〕膈下逐瘀汤加减。

〔**中成药**〕(1) 桂枝茯苓丸^(药典)(由赤芍、茯苓、桂枝、牡丹皮、桃仁组成)。功能主治:活血,化瘀,消癥。用于妇人宿有癥块,或血瘀经闭,行经腹痛,产后恶露不尽。用法用量:口服,1 次 1 丸,1 日 1~2 次。

(2) 大黄䗪虫丸^(药典)[由熟大黄、土鳖虫、水蛭、虻虫、蛴螬(炒)、干漆、桃仁、苦杏仁、黄芩、地黄、白芍、甘草组成]。功能主治:活血破瘀,通经消癥。用于瘀血内停所致的癥瘕、闭经,症见腹部肿块、肌肤甲错、面色黯黑、潮热羸瘦、经闭不行。用法用量:口服,水蜜丸 1 次 3g,小蜜丸 1 次 3~6 丸,大蜜丸 1 次

1~2 丸,1 日 1~2 次。

4. 脾肾两虚证

〔**证候**〕**主症**:精色淡红,性欲淡漠,面色㿠白,神疲乏力。**次症**:气短懒言,食少便溏,腰膝酸软,溲清而长。**舌脉**:舌淡苔薄白,脉沉弱。

〔**治则**〕健脾固肾,益气摄血。

〔**方药**〕苓术菟丝子丸加减。

〔**中成药**〕(1) 无比山药丸^(药典)(由山药、熟地黄、杜仲、肉苁蓉、山茱萸、茯苓、菟丝子、巴戟天、泽泻、牛膝、五味子、赤石脂组成)。功能主治:健脾补肾。用于脾肾两虚,食少肌瘦,腰膝酸软,目眩耳鸣。用法用量:口服,1 次 9g,1 日 2 次。

(2) 归脾丸^(药典)〔由党参、白术(炒)、黄芪(炙)、茯苓、远志(制)、酸枣仁(炒)、龙眼肉、当归、木香、大枣(去核)、甘草(炙)组成〕。功能主治:益气健脾,养血安神。用于心脾两虚,气短心悸,失眠多梦,头昏头晕,肢倦乏力,食欲不振。用法用量:用温开水或生姜汤送服,1 次 9g,1 日 3 次。

(三) 外治法

前列安栓

〔**组成**〕黄柏、虎杖、大黄、栀子、大黄、泽兰、毛冬青、吴茱萸、威灵仙、石菖蒲、荔枝核等。

〔**功效**〕清热利湿通淋,化瘀散结止痛。

〔**主治**〕湿热瘀血壅阻证所引起的少腹痛、会阴痛、睾丸疼痛、排尿不利、尿频、尿痛、尿道口滴白、尿道不适等证。可用于精浊、白浊、劳淋(慢性前列腺炎)等病见以上证候者。

〔**用法**〕每晚临睡前将药栓置入肛门 3~4cm,1 次 1 粒,1 日 1 次,1 个月为 1 个疗程。

四、单验方

1. 徐福松(江苏省中医院)**验方** 二地至黄汤。

女贞子 10g、旱莲草 10g、生地 12g、丹皮 6g、茯苓 10g、山药 10g、山萸肉 10g、泽泻 6g。功效:滋阴降火、凉血止血。男科用于肾阴不足、阴虚火旺、性交或梦交之时欲火更旺、精室被扰、血络损伤、血从内溢。

2. **单方** 紫草 200g,研细粉末,每服 6g,每日 2 次,温开水送服,15 天为 1 疗程。

前列腺增生

　　前列腺增生症(BPH)是老年男性常见疾病之一,是前列腺的良性增生,增生的前列腺压迫前列腺部尿道或膀胱尿道口而致梗阻,出现尿频、夜尿多、排尿困难甚则尿液无法排出的一类病症。其发病年龄一般自 50 岁左右开始发病率为 30%~50%,60~70 岁发病率达 75%,80 岁时达 85%,90 岁时达 100%。

　　前列腺增生症属中医"癃闭"的范畴。排尿困难、点滴而下、余溺不尽、便不利者称为"癃",病势较缓;小便不得出、病势较急者称为"闭"。

一、诊断要点

　　有些前列腺增生症患者平素毫无症状,常因过度饮酒酒,过度性生活,服用抗胆碱类药,如阿托品、溴丙胺太林等而突然发生急性尿潴留,这时去医院检查才发现患有前列腺增生症。另外,老年人患有疝、脱肛、痔核时应注意检查前列腺。

　　BPH 的症状主要是由于前列腺部尿道弯曲、延长、变窄,尿道阻力增加膀胱逼尿肌代偿性增厚和失代偿,致下尿路梗阻,且症状常因感染而加重。

(一)症状

　　1. 尿频　夜尿次数增多,是下尿路梗阻最早期的症状,随着梗阻加重白天也出现尿频。

　　2. 排尿困难　最初表现为排尿起始延长,尤其是起床第 1 次小便时尤为明显,随着膀胱颈变窄,通逼尿肌收缩力减退,导致尿细如线、无力,并逐渐出现尿潴留。

　　3. 尿失禁　患者尚未自己排尿,小便即点滴而出,这是由于随着逼尿肌收缩无力,膀胱残余尿量增加,使膀胱内压升高,有效容量减少,以致从肾脏排到膀胱的尿液仅数十毫升即达膀胱的最大容量,从而出现尿频或充盈性尿失禁。

　　4. 血尿　增生的前列腺腺体表面静脉血管曲张,前列腺尿道及膀胱颈黏膜下毛细血管充血,且受到增大的腺体牵拉,当膀胱收缩时,毛细血管破裂出血而见肉眼血尿或镜下血尿,但多为一时性的。若同时并发膀胱炎或膀胱结石,则血尿常可出现。

5. 急性尿潴留　BPH 发展到一定程度,尿液排出困难,若遇寒冷、疲劳、饮酒等诱发因素,可导致膀胱出口突然阻塞而发生急性尿潴留。

6. 尿毒症　BPH 引起下尿路梗阻又未进行正确治疗,继发肾积水,致晚期肾功能不全,出现纳差、贫血、血压升高,或意识模糊,甚则昏迷等系列尿毒症症状。

(二)体征

指诊是 BPH 最简便和最先可察觉的检查方法。检查时需注意前列腺的大小、质地以及中央沟是否变浅,是否有结节。一般将增生的前列腺分为 3 度。Ⅰ°增生似鸡蛋状,中央沟变浅;Ⅱ°增生似鸭蛋状,中央沟可能消失;Ⅲ°增生似鹅蛋状,中央沟消失。

(三)辅助检查

B 超检查、膀胱镜检查、残余尿测定、下尿路尿流动力学检查、磁共振(MRI)和 CT 检查等。

(四)鉴别诊断

与慢性前列列腺炎、尿道狭窄、神经源性膀胱、膀胱颈纤维化、前列腺肉瘤、前列腺结核、前列腺癌、膀胱肿瘤鉴别。

二、西医治疗要点

(一)一般治疗

首先,应注意保温,特别是下半身保暖,预防感冒。其次,注意不憋尿。平时,少食醇酒厚味和刺激性食品,不吸烟,不喝咖啡及浓茶。多吃清淡易消化食物,不骑自行车。防止便秘,因便秘可加重排尿困难症状,安排适当的体育活动,增强抵抗力。此外,平时用药应避免使用影响膀胱功能的药物,防止尿潴留。

(二)西药治疗

目前运用最广泛的主要是 α 受体阻滞剂和 5α 还原酶抑制剂。其他还有 M 受体阻滞剂、植物制剂。

(三)手术治疗

手术治疗仍是 BPH 的重要治疗方法,适用于 BPH 的第三期以及多次发生尿潴留、尿路感染、肉眼血尿或并发膀胱结石和已引起上尿路积水和肾功能损害者。

三、中成药应用

（一）基本病机

本病的基本病机是三焦失司,膀胱气化不利。本病根据病因又有虚实之分,实证为肺热壅盛、下焦血瘀、肝郁气滞、膀胱湿热;虚证为肾阳亏虚、中气下陷。精癃多见于老年人,临床上往往表现出虚实夹杂,症状具有随年龄增长而进行性加重的特点。

（二）辨证分型使用中成药

前列腺增生常用中成药一览表

证型	常用中成药
湿热下注证	萆薢分清丸、八正片
气滞血瘀证	泽桂癃爽胶囊、大黄䗪虫丸
湿热瘀阻证	前列通瘀胶囊、癃闭舒胶囊、夏荔芪胶囊
肾阴亏虚证	知柏地黄丸
肾阳亏虚证	肾气丸、右归丸

1. 湿热下注证

〔证候〕主症:尿频尿急,排尿灼热,小便短赤,余沥不尽;次症:下腹胀满,口渴不欲饮。舌脉:舌红苔黄腻,脉滑。

〔治则〕清热利湿,通利膀胱。

〔方药〕八正散加减。

〔中成药〕(1) 萆薢分清丸[药典][由粉萆薢、石菖蒲、甘草、乌药、益智仁(炒)组成]。功能主治:分清化浊,温肾利湿。用于肾不化气,清浊不分,小便频数,时下白浊,凝如膏脂,头昏无力,腰膝痿软,舌淡苔腻,脉细弱无力之白浊或膏淋。用法用量:口服,每次 9g,每日 2 次,饮前服用。

(2) 八正片[医保目录][由瞿麦、车前子(炒)、萹蓄、大黄、滑石、川木通、栀子、甘草、灯心草组成]。功能主治:清热,利尿,通淋。用于湿热下注之小便短赤、淋沥涩痛、口燥咽干。用法用量:口服,1 次 3~4 片,1 日 3 次。

2. 气滞血瘀证

〔证候〕主症:小便不畅,尿线变细或点滴而下。次症:尿道涩痛,闭塞不通,或小腹胀满隐痛,偶有血尿。舌脉:舌质黯或有瘀点瘀斑,苔白或薄黄,脉弦或涩。

〔**治则**〕行气活血,通窍利尿。

〔**方药**〕沉香散加减。

〔**中成药**〕(1)泽桂癃爽胶囊^(医保目录)(由泽兰、皂角刺、肉桂组成)。功能主治:行瘀散结,化气利水。用于膀胱瘀阻型前列腺增生及慢性前列腺炎,症见夜尿频多,排尿困难,小腹胀满,或小便频急,排尿不尽,少腹、会阴或腰骶疼痛或不适、睾丸坠胀不适、尿后滴白等。用法用量:口服,1 次 2 粒,1 日 3 次;30天为 1 疗程。

(2)大黄䗪虫丸^(药典)[由熟大黄、土鳖虫(炒)、水蛭(制)、虻虫(去翅足,炒)、蛴螬(炒)、干漆(煅)、桃仁、苦杏仁(炒)、黄芩、地黄、白芍、甘草组成]。功能主治:活血破瘀,通经消癥。用于瘀血内停所致的癥瘕、闭经,症见腹部肿块、肌肤甲错、面色黯黑、潮热羸瘦、经闭不行。用法用量:口服,水蜜丸 1 次 3g,小蜜丸 1 次 3~6 丸,大蜜丸 1 次 1~2 丸,1 日 1~2 次。

3. 湿热瘀阻证

〔**证候**〕**主症:**腰膝酸软,尿频,尿急,尿痛,尿线细。**次症:**尿黄、尿道有灼热感;口苦口干,阴囊潮湿,小腹拘急疼痛。**舌脉:**舌紫黯,苔黄腻,脉弦数或弦滑。

〔**治则**〕益肾活血,清热通淋。

〔**方药**〕代抵当汤或春泽汤加减。

〔**中成药**〕(1)前列通瘀胶囊^(指南推荐)(由赤芍、土鳖虫、桃仁、石韦、夏枯草、白芷、黄芪等组成)。功能主治:活血化瘀,清热通淋。用于慢性前列腺炎属瘀血阻滞兼湿热内蕴证,症见:尿频尿急;余沥不尽,会阴、下腹或腰骶部坠胀疼痛,或尿道灼热,阴囊潮湿等。用法用量:口服,1 次 5 粒,1 日 3 次,1 个月为一疗程,饭后服用。

(2)癃闭舒胶囊^(药典)(由补骨脂、益母草、金钱草、海金沙、琥珀、山慈菇组成)。功能主治:益肾活血,清热通淋。用于肾气不足,湿热瘀阻所致的癃闭,症见腰膝酸软,尿频,尿急,尿痛,尿线细,伴小腹拘急疼痛。用法用量:口服,1 次 3 粒,1 日 2 次。

(3)夏荔芪胶囊^(医保目录)(由黄芪、女贞子、滑石、夏枯草、荔枝核、琥珀、肉桂、关黄柏组成)。功能主治:健脾益肾、利水散结。用于轻、中度良性前列腺增生症脾气虚兼痰瘀证,症见排尿无力,淋沥不尽,夜尿频多,小腹坠胀,腰膝酸软,倦怠乏力等。用法用量:口服,1 次 3 粒,1 日 3 次。

4. 肾阴亏虚证

〔**证候**〕**主症**:小便频数不爽,尿少热赤。**次症**:闭塞不通;头晕耳鸣,腰膝酸软,五心烦热,大便秘结。**舌脉**:舌红少津,少或黄,脉细数。

〔**治则**〕滋补肾阴,通窍利尿。

〔**方药**〕知柏地黄汤加减。

〔**中成药**〕知柏地黄丸^(药典)[由知母、黄柏、熟地黄、山药、山茱萸(制)、牡丹皮、茯苓、泽泻组成]。功能主治:滋阴清热。用于用于潮热盗汗,耳鸣遗精,口干咽燥,小便滴沥不尽。用法用量:口服,1 次 8 丸,1 日 3 次。

5. 肾阳亏虚证

〔**证候**〕**主症**:排尿无力,尿后余沥,夜尿频多。**次症**:头晕耳鸣,腰酸倦怠。**舌脉**:舌淡红苔薄白,脉细无力。

〔**治则**〕补肾益气,通利膀胱。

〔**方药**〕济生肾气丸加减。

〔**中成药**〕(1)肾气丸^(药典)[由地黄、茯苓、山药、山茱萸(酒炙)、牡丹皮、泽泻、桂枝、附子(炙)组成]。功能主治:温补肾阳,化气行水。用于肾虚水肿,腰膝酸软,小便不利,畏寒肢冷。用法用量:口服,水蜜丸 1 次 4~5g(20~25 粒),大蜜丸 1 次 1 丸,1 日 2 次。

(2)右归丸^(药典)(由熟地黄、炮附片、肉桂、山药、酒炙山茱萸、菟丝子、鹿角胶、枸杞子、当归、盐炒杜仲组成)。功能主治:温补肾阳,填精止遗。适用于肾阳不足,命门火衰之腰膝酸冷,精神不振,怯寒畏冷,阳痿遗精,大便溏薄,尿频而清。用法用量:口服,小蜜丸 1 次 9g,大蜜丸 1 次 1 丸,1 日 3 次。

(三)外治法

(1)脐疗法:取独头蒜 1 个、生栀子 3 枚、盐少许,捣烂如泥敷脐部;或以葱白适量捣烂如泥,加少许麝香和匀敷脐部,外用胶布固定;或以食盐 250g 炒热,布包熨脐腹部,冷后再炒再熨。

(2)灌肠法:大黄 15g,泽兰、白芷各 10g,肉桂 6g,煎汤 150ml,每日保留灌肠 1 次。

四、单验方

1. 谭新华(湖南中医药大学第一附属医院)**验方** 尿癃康方。

熟地黄 15g、山萸肉 10g、山药 15g、益母草 10g、金钱草 20g、炙穿山甲 5g、地龙 10g、丹参 10g、五灵脂 10g、蒲黄 10g、桃仁 10g、牛膝 10g、肉桂粉 3g。水煎服或制丸服。功效:补肾祛瘀,通关利水。用于前列腺增生症。

2. **鹿品三**(山东省郓城县人民医院)**验方** 老人癃闭汤。

党参 24g,黄芪 30g,茯苓、萆薢、王不留行各 12g,莲子 20g,车前子 15g,肉桂 6g,附子 10g,吴茱萸 5g,穿山甲 10g,皂角刺 10g,甘草 9g。功效:益气健脾,温肾补阳,涩利同用。主治老年前列腺增生病。

3. **单方** 用消毒棉签刺激鼻中取嚏,或以皂角刺粉 0.3~0.5g,研细末,吹鼻取嚏,或喉中探吐,使上窍开而下窍自开。

第四节 前列腺癌

前列腺癌是前列腺肿瘤的主要类型,发病年龄多在 50 岁以上,常发生于已萎缩的前列腺后叶腺泡内。本病是欧美等国家最常见的泌尿系统恶性肿瘤之一,发病率在男性恶性肿瘤之前列。近年来,前列腺癌的发病率在我国也日渐增高,已引起有关方面的高度重视。由于本病症状隐匿,易与其他疾病相混淆,故常不能获得及时诊治。

根据其临床表现,本病可归属于中医学的"癃闭""淋证""血证"等范畴。

一、诊断要点

(一)症状

早期可无明显症状,但随着病情发展,可出现尿频、尿急、排尿困难、尿流变细、尿流缓慢、夜尿增多等。若合并感染可出现尿频、尿急、尿痛等膀胱刺激征。

早期前列腺癌即可转移,约 5% 的患者因转移而出现症状就诊。常见的移行症状为腰骶部疼痛,并向髋、腰部放射。骨转移引起局部骨骼疼痛。肺转移可见咳嗽、胸痛、胸腔积液等。肝转移右上腹部可扪及肿块。淋巴结转移常在骨上触及肿块等。淋巴结转移最常见,其次是骨转移,但骨转移在诊断上尤具价值。

后期出现全身症状,如消瘦、乏力、贫血、肾功能损害、血尿等。

(二)体征

肛诊是该病的重要检查方法,但早期未必能及时发现,病变发展到一定程度,可触摸到多个大小不等的结节,或结节大如鸡蛋,质地坚硬如石,高低不平,邻近的精囊也可变大、变硬。

（三）辅助检查

血清酸性磷酸酶（ACP）测定、前列腺特异性抗原（PSA）测定、B超检查、前列腺活组织检查等。

（四）鉴别诊断

与前列腺增生症、前列腺萎缩、肉芽肿性前列腺炎等相鉴别。

二、西医治疗要点

（一）一般治疗

戒掉吸烟、酗酒的习惯，避免潜在的危险因子如高脂饮食、镉、除草剂。饮食以低脂肪为主，食物中保证摄入足量的硒，如鸡蛋、青花鱼、绿色蔬菜等。多吃蒜和蘑菇可有效预防前列腺癌。此外，还可选择富含番茄红素的食物，如西红柿、杏、石榴、西瓜、木瓜和红葡萄等，其中尤以西红柿中的番茄红素含量为最高。多食富含植物蛋白的大豆类食物，可长期饮用绿茶，提高饮食中微量元素硒和维生素E的含量等，可以预防前列腺癌的发生。

（二）西药治疗

西药治疗：主要是内分泌治疗，具体治疗方法包括去势和抗雄（阻断雄激素与其受体的结合）治疗。治疗方案：①单纯去势（手术或药物去势）如睾丸切除、黄体生成素释放激素类似物（LHRHA）如亮丙瑞林、戈舍瑞林、雌激素等；②最大限度雄激素阻断，使用非类固醇类抗雄激素药物如比卡鲁胺；③间歇内分泌治疗；④根治性治疗前新辅助内分泌治疗；⑤辅助内分泌治疗等。

（三）放射治疗

放射治疗包括外放射治疗和粒子植入，可延缓前列腺癌进展。

（四）手术治疗

根治性前列腺切除术（简称根治术）是治愈局限性前列腺癌最有效的方法之一。

三、中成药应用

（一）基本病机

前列腺癌病位在膀胱、精室，其发生主要是肾气不足，湿热邪毒侵袭，日积月累，引起机体阴阳失调、脏腑功能障碍、气血运行障碍，而致瘀血、痰浊、邪毒等互相交结而为病。

（二）辨证分型使用中成药

前列腺癌常用中成药一览表

证型	常用中成药
湿热蕴结证	八正片
瘀血内阻证	复方斑蝥胶囊、大黄䗪虫丸、小金丹
阴虚内热证	知柏地黄丸
气血两虚证	十全大补丸

1. 湿热蕴结证

〔**证候**〕**主症**：尿频、尿急、尿痛，排尿不畅；**次症**：或小便点滴而出，或尿血，会阴腰骶疼痛，小腹胀满。**舌脉**：舌红，苔黄腻，脉滑数。

〔**治则**〕清热利湿，化瘀散结。

〔**方药**〕八正散加减。

〔**中成药**〕八正片^(医保目录)[由瞿麦、车前子（炒）、萹蓄、大黄、滑石、川木通、栀子、甘草、灯心草组成]。功能主治：清热，利尿，通淋。用于湿热下注之小便短赤、淋沥涩痛、口燥咽干。用法用量：口服，1 次 3~4 片，1 日 3 次。

2. 瘀血内阻证

〔**证候**〕**主症**：小便滴沥不爽。**次症**：尿细如线，腰骶小腹胀痛。**舌脉**：舌质黯或有瘀点、瘀斑，脉弦或涩。

〔**治则**〕化瘀散结，通利水道。

〔**方药**〕膈下逐瘀汤加减。

〔**中成药**〕（1）复方斑蝥胶囊^(医保目录)（由斑蝥、刺五加、莪术、熊胆粉、人参、三棱、山茱萸、甘草、黄芪、半枝莲、女贞子组成）。功能主治：破血消瘀，攻毒蚀疮。用于原发性肝癌、肺癌、直肠癌、前列腺癌、膀胱癌、恶性淋巴瘤、妇科恶性肿瘤（卵巢癌、子宫内膜癌、乳腺癌、绒毛膜癌等）、甲状腺癌、骨癌、鼻咽癌等恶性肿瘤治疗。用法用量：口服，1 次 3 粒，1 日 2 次。

（2）大黄䗪虫丸^(药典)[由熟大黄、土鳖虫（炒）、水蛭（制）、虻虫（去翅足，炒）、蛴螬（炒）、干漆（煅）、桃仁、苦杏仁（炒）、黄芩、地黄、白芍、甘草组成]。功能主治：活血破瘀，通经消癥。用于瘀血内停所致的癥瘕、闭经，症见腹部肿块、肌肤甲错、面色黯黑、潮热羸瘦、经闭不行。用法用量：口服，水蜜丸 1 次 3g，小蜜丸 1 次 3~6 丸，大蜜丸 1 次 1~2 丸，1 日 1~2 次。

（3）小金丹^{（医保目录）}（由煅牡蛎、浙贝母、制没药、猫爪草、僵蚕、玄参、海藻、夏枯草、制乳香、昆布、黄药子、郁金等组成）。功能主治:解毒消肿,活血软坚,化痰散结。主治气结痰凝血瘀所致的甲状腺肿,甲状腺瘤,淋巴结结核,骨结核,乳腺增生,乳腺良性肿瘤,前列腺增生,前列腺癌等。亦可用于肌纤维瘤,神经纤维瘤,淋巴肉芽肿及其他良恶性肿瘤。用法用量:口服:成人每次 0.6g;病重者每服 1.2g,每日 2 次,捣碎,温黄酒或温开水送下,覆盖取汗。

3. 阴虚内热证

〔证候〕**主症:**排尿不畅,小便短赤,午后低热,小腹胀痛。**次症:**腰膝酸软,小便滴沥不畅或点滴不通。**舌脉:**舌红,苔薄黄,脉细数。

〔治则〕养阴清热,化瘀散结。

〔方药〕知柏地黄汤加减。

〔中成药〕知柏地黄丸^{（药典）}[由知母、黄柏、熟地黄、山药、山茱萸（制）、牡丹皮、茯苓、泽泻组成]。功能主治:滋阴清热。用于用于潮热盗汗,耳鸣遗精,口干咽燥,小便短赤或滴沥不畅。用法用量:口服,1 次 8 丸,1 日 3 次。

4. 气血两虚证

〔证候〕**主症:**小便不畅或点滴不通。**次症:**形体消瘦,面色少华,头晕失眠,小腹胀痛,腰膝酸软,疲乏无力,食欲不佳。**舌脉:**舌淡少苔,脉沉细。

〔治则〕补气养血,化瘀散结。

〔方药〕人参养荣汤加减。

〔中成药〕十全大补丸^{（药典）}[由党参、白术（炒）、茯苓、炙甘草、当归、川芎、白芍（酒炒）、熟地黄、炙黄芪、肉桂组成]。功能主治:补益气血,气血两虚,面色苍白,气短心悸,头晕自汗,体倦乏力。用法用量:口服。1 次 8~10 丸,1 日 3 次。

（三）外治法

前列安栓^{（医保目录）}

〔组成〕黄柏、虎杖、大黄、栀子、大黄、泽兰、毛冬青、吴茱萸、威灵仙、石菖蒲、荔枝核等。

〔功效〕清热利湿通淋,化瘀散结止痛。

〔主治〕湿热瘀血壅阻证所引起的少腹痛、会阴痛、睾丸疼痛、排尿不利、尿频、尿痛、尿道口滴白、尿道不适等证。可用于精浊、白浊、劳淋（慢性前列腺炎）等病见以上证候者。

〔用法〕每晚临睡前将药栓置入肛门 3~4cm,1 次 1 粒,1 日 1 次,1 个月为1 个疗程。

四、单验方

1. 野葡萄根 60g、白花蛇舌草 60g、半枝莲 30g。水煎服,每日分服 3 次者。

2. 白花蛇舌草 30g,水煎服,日服 3 次,20 天为 1 疗程。

3. 黄药子、黄芪、党参、僵蚕、龟甲、谷芽各 10g,两头尖、夏枯草各 30g,露蜂房、全蝎、蛇蜕各 3g 组方,水煎服,每日 1 剂,分 3 次服。适用于前列腺癌早、中期。

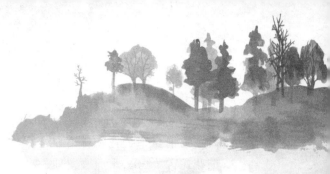

第六章 男科杂病

第一节 遗精 •

遗精是指男子青春期后非性活动而出现精液遗泄的一种症状,有梦遗和滑精之分,有梦而遗精者,名为梦遗;无梦而遗精,清醒时精液自流者,名为滑精。未婚健康青壮年,或婚后夫妇两地分居的男子,1月出现1~2次遗精,未有明显不适者,属生理现象。

一、诊断要点

(一)症状

遗精主要表现为非性交或非手淫时精液外溢,每周2次以上,严重者一夜2~3次,或清醒时精液自流,或有所思慕而精液自流,或见色而精液自流,或与异性一般接触时精液自流,同时伴有头晕耳鸣,腰膝酸软,神疲乏力,心悸,失眠,记忆力减退等。有的患者可伴性功能减退,如阳痿、早泄等。

(二)体征

通常无明显体征。当有生殖器炎症时,则可见相关疾病的相应体征。

(三)辅助检查

尿常规;前列腺液常规检查;精液常规。必要时脑电图检查,排除由于大脑皮质持续存在兴奋灶诱发遗精。

(四)鉴别诊断

1. 早泄　指性交时间极短即行排精,至性交前即泄精的病症。不能进行正常的性交。

2. 慢性前列腺炎　指尿道口常滴米泔样或糊状浊物,滴沥不断,茎中或痛或痒,患者如刀割火灼,但小便并不浑浊。

3. 淋病　指小便急、迫、短、数、涩、痛的病症。多系泌尿系感染所致。精浊下滴如败脓,有恶臭。偶可见阴茎溃烂者,多为淋病。是由淋球菌引起的以泌尿生殖器黏膜为主的急性或慢性炎症接触性传染病。化验检查淋病双球菌阳性即可确诊。

二、西医治疗要点

（一）一般治疗

遗精多属于功能性性功能障碍,多由性兴奋中枢功能紊乱引起,治疗主要是调整性中枢的生理功能。对于遗精患者,应引导正确认识遗精的程度及危害,缓解患者焦虑、抑郁心理状态,纠正患者对遗精的错误认识及不良行为习惯,是改善患者生活质量,提高遗精治疗效果的重要环节。

（二）西药治疗

1. 镇静剂治疗　对精神紧张,易激动,抑郁焦虑者,可给予镇静剂,如艾司唑仑片 2mg,睡前口服;氯氮䓬 10mg,口服,每日 3 次;哌替啶 2.5mg,口服,每日 3 次。对伴眩晕、心悸、神倦、思想不集中者,可予以自主神经调节药,如谷维素 10~20mg,每日 3 次。

2. 性激素治疗　常用己烯雌酚,每次 2mg,口服,每日 3 次。

3. 抗生素治疗　有慢性前列腺炎、精囊炎、尿道炎者,可用抗生素治疗。

（三）手术治疗　包皮过长或包茎,施行包皮环切术。

三、中成药应用

（一）基本病机

中医认为遗精的基本病机为肾失封藏,精关不固。遗精病理性质有虚实之分,且多虚实夹杂,初起多因于湿热、痰火,以实证为主,久病则肾气虚损,精关不固转为虚证,病情演变过程中常出现阴虚火旺、阴虚湿热等虚实夹杂之证。

（二）辨证分型使用中成药

遗精常用中成药一览表

证型	常用中成药
心肾不交证	天王补心丹
肾气不固证	强肾片、金锁固精丸、强阳保肾丸
湿热下注证	萆薢分清饮、龙胆泻肝丸
阴虚火旺证	知柏地黄丸、大补阴丸、补益地黄丸
脾虚失精证	补中益气丸、金锁固精丸

1. 心肾不交证

〔证候〕**主症：**心中欲念不遂，夜寐多梦，梦则遗精，心悸怔忡。**次症：**头晕目眩，小便短赤。**舌脉：**舌质红，苔白，脉细数。

〔治则〕交通心肾，清火止遗。

〔方药〕黄连清心饮合三才封髓丹。

〔中成药〕天王补心丹^(医保目录)（由丹参、当归、石菖蒲、党参、茯苓、五味子、麦冬、天冬、地黄、玄参、制远志、炒酸枣仁、柏子仁、桔梗、甘草、朱砂组成）。功能主治：滋阴补血，养心安神，清火止遗。用于心肾不交，虚火上炎证，症见心悸怔忡，虚烦失眠，遗精盗汗。用法用量：口服，水蜜丸1次6g，小蜜丸1次9g，大蜜丸1次1丸，1日2次。

2. 肾气不固证

〔证候〕**主症：**遗精滑泄，腰膝酸软。**次症：**面色无华，精神不振，勃起不坚或举坚时短。**舌脉：**舌质淡，苔白，脉沉细尺弱。

〔治则〕补益肾气，固精止遗。

〔方药〕金锁固精丸。

〔中成药〕（1）强肾片^(药典)（由鹿茸、山药、山茱萸、熟地黄、枸杞子、丹参、补骨脂、牡丹皮、桑椹、益母草、茯苓、泽泻、盐杜仲、人参茎叶总皂苷组成）。功能主治：补肾填精，益气壮阳。用于肾气亏虚证，症见遗精早泄，勃起不坚，精神不振。用法用量：口服，1次1.2g，1日3次。

（2）金锁固精丸^(医保目录)［由沙苑子（炒）、芡实（蒸）、莲子、莲须、龙骨（煅）、牡蛎（煅）组成］。功能主治：固肾涩精。用于肾虚不固遗精滑泄。症见：肾虚不固，遗精滑泄，神疲乏力，四肢酸软，腰痛耳鸣。用法用量：口服，1次6丸，1日2~3次。

（3）强阳保肾丸^(药典)（由炙淫羊藿、阳起石、酒肉苁蓉、盐胡芦巴、盐补骨脂、醋五味子、沙苑子、蛇床子、覆盆子、韭菜子、炒芡实、肉桂、盐小茴香、茯苓、制远志组成）。功能主治：补肾助阳。用于肾阳不足证，症见遗精滑泄，腰膝酸软，精神倦怠。用法用量：口服，1次6g，1日2次。

3. 湿热下注证

〔证候〕**主症：**茎中涩痛，小便赤热，时见浑浊。**次症：**遗精频作，阳事易举，口苦咽干，但不欲饮水。**舌脉：**舌质红，苔黄腻，脉滑数。

〔治则〕清热利湿，固涩精气。

〔方药〕程氏萆薢分清饮或龙胆泻肝汤。

〔中成药〕（1）萆薢分清饮^(药典)（由粉萆薢、石菖蒲、乌药、甘草、盐益智仁组成)。功能主治:分清化浊,温肾利湿。用于湿热蕴结于下焦证,症见小便热赤,浑浊不清,茎中涩痛,遗精频作。用法用量:口服,1 次 6~9g,1 日 2 次。

(2) 龙胆泻肝丸^(药典)(由龙胆、盐泽泻、地黄、当归、栀子、菊花、盐车前子、决明子、柴胡、防风、黄芩、木贼、黄连、薄荷脑、大黄、冰片、熊胆粉组成)。功能主治:清利湿热,固涩精气。用于湿热下注证,症见阴肿阴痒遗精,小便淋浊。用法用量:口服,1 次 1g,1 日 2 次。

4. 阴虚火旺证

〔证候〕主症:五心烦热,头晕耳鸣,腰膝酸软。次症:遗精频作,阳事易举,口渴欲饮。舌脉:舌红少津,舌苔少,脉细数。

〔治则〕滋阴清热,益肾固精。

〔方药〕知柏地黄汤。

〔中成药〕(1) 知柏地黄丸^(药典)(由知母、黄柏、熟地黄、山茱萸、牡丹皮、山药、茯苓、泽泻组成)。功能主治:滋阴降火。用于阴虚火旺证,症见耳鸣遗精,五心烦热,咽干口渴。用法用量:口服,水蜜丸 1 次 6g,小蜜丸 1 次 9g,大蜜丸 1 次 1 丸,1 日 2 次。

(2) 大补阴丸^(药典)(由熟地黄、盐知母、盐黄柏、醋龟甲、猪脊髓组成)。功能主治:滋阴降火。用于阴虚火旺证,症见盗汗遗精,咳嗽咯血,心烦易怒。用法用量:口服,水蜜丸 1 次 6g,1 日 2~3 次;大蜜丸 1 次 1 丸,1 日 2 次。

(3) 补益地黄丸^(药典)(由熟地黄、盐车前子、菟丝子、诃子、炒枳壳、地骨皮、牛膝、茯苓组成)。功能主治:滋阴补气,益肾填精。用于肾阴不足,虚火扰精证,症见遗精频发,五心烦热,腰膝酸软,头晕耳鸣。用法用量:口服,1 次 1 丸,1 日 2 次。

5. 脾虚失精证

〔证候〕主症:滑精频作,遇劳尤甚,乏力短气。次症:纳食不甘,脘腹胀满,大便溏软。舌脉:舌质淡边有齿痕,舌苔白,脉沉缓。

〔治则〕健脾益气,固摄止遗。

〔方药〕补中益气汤。

〔中成药〕(1) 补中益气丸^(药典)(由炙黄芪、炙甘草、当归、柴胡、党参、炒白术、升麻、陈皮组成)。功能主治:健脾益气、升阳举陷、固摄止精。用于脾虚失精证,症见体倦乏力、食少腹胀、便溏等。用法用量:口服。小蜜丸 1 次 9g,大蜜丸 1 次 1 丸,1 日 2~3 次。

(2) 金锁固精丸^(医保目录)〔由沙苑子(炒)、芡实(蒸)、莲子、莲须、龙骨(煅)、牡蛎(煅)组成〕。功能主治:固肾涩精。用于肾虚不固遗精滑泄。症见:肾虚不固,遗精滑泄,神疲乏力,四肢酸软,腰痛耳鸣。用法用量:口服,1 次 6 丸,1 日 2~3 次。

四、单验方

1. **李振华验方** 加味右归丸。

熟地黄 15g、山茱萸 15g、枸杞子 15g、山药 30g、附子 9g、肉桂 6g、茯神 15g、酸枣仁 15g、龙骨 15g、牡蛎 15g、五味子 9g、炙甘草 9g。功效:温阳补肾。用于遗精肾虚不固偏阳虚者。

2. **丁甘仁验方** 益肾固精方加味。

生地、山萸肉、煅龙骨、煅牡蛎、怀山药、泽泻(盐水炒)、金樱子、茯神、天冬、北芡实各 9g,川黄柏(盐水炒)、远志(去心)各 4.5g,白蒺藜、女贞子各 9g,莲蕊须 6g。功效:益肾固精,交通心肾。用于遗精心肾不交者。

3. **单方一** 泽泻 10~12g。用法:水煎,分早晚两次服。用于遗精证属相火妄动者。

4. **单方二** 刺猬皮 100g。用法:焙干研细末,分为 7 包,每日 1 包,甜酒汁兑服。用于遗精证属肾虚不固者。

第二节 男性乳房发育症

男性乳房发育症又称男性乳房肥大,是指男性乳房组织有异常的增生发育,乳房的变化类似女性的乳房。分为原发性与继发性两大类,由于生理性或病理性因素引起雌激素与雄激素比例失调而导致的男性乳房组织异常发育、乳腺结缔组织异常增生的一种临床病症。临床往往表现为一侧或两侧乳房无痛性、进行性增大或乳晕下区域出现触痛性肿块。

属中医"乳疬""奶疬""男子乳肿"的范畴。

一、诊断要点

(一)症状

1. 乳房呈女性乳房样发育、肥大。单侧或双侧乳晕出现圆而扁平的小肿块,或者明显增大。

2. 乳房胀痛 轻重程度不一的乳房胀痛,并有压痛。

3. 其他症状　可伴有头晕耳鸣,腰膝酸软,口干咽燥或者心烦易怒等症状。

（二）体征

在乳晕皮下或明显肥大的乳房下面内可扪及圆而扁平的肿块,质地硬韧,边缘清楚,有一定的活动性,轻微压痛。若发生于青春期,可伴有睾丸发育不全,伴有女性化的征象,如声音变尖,臀部宽阔等。或者有生殖器畸形,如假两性畸形。

（三）辅助检查

性激素及甲状腺激素肝功能;颅脑核磁,睾丸彩超,痰培养等;病理组织活检。

（四）鉴别诊断

男性乳房发育症需要与男性乳癌、脂肪组织增生及营养性乳腺增生症相鉴别。

二、西医治疗要点

（一）一般治疗

及时治疗各种有可能引起男性乳房发育的疾病,停止可能导致男性乳房增大的药物;注意调节情志,保持乐观开朗,注意劳逸结合,节制房事;忌烟酒及辛辣刺激性食物,适当增加家禽、牛肉、鸡蛋、鱼等富含蛋白质的食物。

（二）西药治疗

主要的西药是他莫昔芬(三苯氧胺),氯米芬(克罗米酚)。若查不出明显的有关病因病因,一般可不用西药治疗。

他莫昔芬:为雌激素拮抗剂,阻断雌激素的作用。

氯米芬:为抗雌激素药物,作用明显,可减轻中年人的乳房发育,但本身亦可导致乳房发育,副反应较大。

（三）手术治疗

手术治疗适用于男性乳房肥大,直径大于 4cm 而长期不消退者;乳房肥大明显影响外貌者;乳房肥大、胀痛明显,较长时间应用中、西药治疗无效者;疑有恶性者。

三、中成药应用

（一）基本病机

本病的发生主要与肝肾有关。男子乳房属肾,乳头属肝。肾精不足,冲任失调,肝木失于涵养,肝气不舒,则气滞痰凝;或者情志内伤导致肝气郁结而炼津成痰。肾气不充,肾精不足,肝气郁结,冲任失调,气滞痰凝是男性乳房发育的基本病机。

(二)辨证分型使用中成药

男性乳房异常发育常用中成药一览表

证型	常用中成药
气滞痰凝证	乳康片、消乳散结胶囊、更年宁
肾阳亏虚证	小金胶囊

1. 气滞痰凝证

〔**证候**〕主症:男子一侧或双侧乳房肥大,胀痛,乳内可扪及圆而扁平的肿块,质地硬韧,压痛;次症:情绪抑郁,心烦易怒,胸闷胀痛。**舌脉**:舌质偏红,苔薄白,脉弦细。

〔**治则**〕疏肝理气,化痰散结。

〔**方药**〕逍遥散合二陈汤加减。

〔**中成药**〕(1)乳康片^(医保目录)(由牡蛎、乳香、瓜蒌、海藻、黄芪、天冬、夏枯草、三棱、玄参、白术、浙贝母、莪术、丹参、鸡内金组成)。功能主治:疏肝解郁,理气止痛,活血破瘀,消积化痰,软坚散结,补气健脾。用于肝郁气滞痰凝所致乳腺增生病。用法用量:口服。1次2~3片,1日3次,饭后服。20天为一个疗程,间隔5~7天继续第二个疗程,可连续用药。

(2)消乳散结胶囊^(医保目录)(由柴胡、白芍、香附、夏枯草、昆布、牡蛎、玄参、猫爪草、瓜蒌、丹参、牡丹皮、当归、土贝母、全蝎、山慈菇等味组成)。功能主治:疏肝解郁,化痰散结,活血止痛。用于肝郁气滞,痰瘀凝聚所致的乳腺增生,乳房胀痛。用法用量:口服。1次3粒,每日3次;一个月为一个疗程,连续服用三个疗程。

(3)更年宁^(医保目录)(由柴胡、黄芩、白芍、墨旱莲、人参、党参、郁金、香附、当归、薄荷、川芎、玄参、茯苓、法半夏、石菖蒲、牡丹皮、陈皮、干姜、白术、丹参、王不留行、女贞子组成)。功能主治:绝经前后引起的心悸气短,烦躁易怒,眩晕失眠,阵热汗出,胸乳胀痛,月经紊乱。用法用量:口服。水蜜丸1次4~8g,大蜜丸1次1~2丸,1日2~3次。

2. 肾阳亏虚证

〔**证候**〕主症:乳房慢慢增大,乳中结块不坚硬,乳房胀痛及压痛不明显。

次症：面色㿠白或黧黑,形寒肢冷,精神不振,或有阳痿等。**舌脉**：舌质淡,苔薄白,脉濡。

〔**治则**〕温补肾阳,化痰散结。

〔**方药**〕右归丸加减。

〔**中成药**〕小金胶囊^(医保目录)（由人工麝香、木鳖子、制草乌、枫香脂、乳香、没药、五灵脂、当归、地龙、香墨组成）。功能主治:散结消肿,化瘀止痛。用于阴疽初起,皮色不变,肿硬作痛,多发性脓肿,瘰疬,瘰疬,乳岩,乳癖。用法用量:口服。1 次 4~10 粒,1 日 2 次,小儿酌减。

四、单验方

田震年（洪湖市人民医院）**验方** 香贝饮。

制香附 15g、浙贝母 12g、夏枯 10g、炒橘核 12g、天葵子 12g、皂角刺 10g、北柴胡 6g、炒枳壳 10g、山蘑菇 10g、荷叶 10g。功效:疏肝解郁、软坚散结。适用于男性乳房异常发育因气滞血凝,阻于乳络而聚结成核成块者。

第三节 男性更年期综合征

男性更年期综合征,又称迟发型性腺功能减退症,是一种与年龄增长相关的临床和生物化学综合征,好发年龄一般大于 40 岁,因机体代谢和性腺功能发生生理性衰退,导致性功能障碍、体能下降、精神心理障碍及血管舒缩功能异常等方面症状和 / 或血清睾酮水平降低。

本病属于中医学"虚劳""心悸""不寐""郁证"等范畴。

一、诊断要点

（一）症状

1. 神经和血管舒缩症状 潮热、多汗、心悸等。

2. 情绪和认知功能障碍 焦虑、自我感觉不佳、缺乏生活动力、脑力下降、近期记忆力减退、抑郁、缺乏自信和无原因的恐惧等。

3. 生理功能下降 失眠或嗜睡,食欲不振,便秘,皮肤萎缩,骨骼和关节疼痛等。

4. 男性化减退症状 体能和精力下降,肌力和肌量下降,性毛发脱落和腹型肥胖。

5. 性功能减退症状　性欲减退、晨间阴茎自主勃起明显减少或消失、性活动减少、性欲高潮质量下降、射精无力、精液减少和勃起功能障碍。

（二）体征

体型变化（肌肉减少或腹型肥胖）；第二性征改变（阴毛脱落或乳房增大）；生殖器变化（双侧睾丸变软或变小）

（三）辅助检查

性激素及甲状腺激素；精液常规；生化检查如尿素、肌酐、血脂、肝功能及血尿常规。

（四）鉴别诊断

男性更年期综合征需要与肺结核、风湿、晚期肿瘤、脑垂体泌乳素瘤、糖尿病、高血压、冠心病、抑郁症及老年性痴呆等疾病相鉴别。

二、西医治疗要点

（一）一般治疗

应加强患者健康教育，意识到男性更年期综合征是一个生理变化过程，消除紧张及顾虑；适当体育锻炼，增强体质，推迟衰老；适当性生活，既不纵欲，也不必完全禁欲。

（二）西药治疗

最常用的 2 种药物是睾酮、PDE5-i，其他药物对缓解症状也有不同程度的疗效。

1. 睾酮　适用于雄激素水平低下的患者。

2. PDE5-i　是治疗有勃起功能障碍的男性更年期综合征患者的首选用药。

3. 其他药物　还可根据临床情况情况选择镇静药、止痛药及维生素类药物。

三、中成药应用

（一）基本病机

男性步入更年期，由于肾气逐渐衰少，精血日趋不足，导致肾的阴阳失调。由于肾阴、肾阳是各脏器的根本，肾阴阳的失调进而导致各脏器功能紊乱，是男性更年期综合征的基本病机。

（二）辨证分型使用中成药

男性更年期综合征常用中成药一览表

证型	常用中成药
阴虚内热证	知柏地黄丸、大补阴丸、河车大造丸
肾阳亏虚证	右归丸、复方玄驹胶囊、依木萨克片
心肾不交证	天王补心丹、朱砂安神丸、柏子养心丸
肾阴阳两虚证	龟鹿二仙膏
肝郁脾虚证	逍遥丸、疏肝益阳胶囊、越鞠丸

1. 阴虚内热证

〔证候〕主症:潮热盗汗,五心烦热,咽干颧红;次症:腰膝酸软,眩晕耳鸣,失眠多梦,早泄遗精。舌脉:舌红少苔,脉细数。

〔治则〕滋阴降火。

〔方药〕知柏地黄汤。

〔中成药〕（1）知柏地黄丸^(药典)（由知母、熟地黄、牡丹皮、茯苓、黄柏、山茱萸、山药、泽泻组成）。功能主治:滋阴降火。用于阴虚火旺所致,潮热盗汗,口干咽痛,耳鸣遗精,小便短赤者。用法用量:口服。水蜜丸 1 次 6g,小蜜丸 1 次 9g,大蜜丸 1 次 1 丸,1 日 2 次。

（2）大补阴丸^(药典)（由熟地黄、盐知母、盐黄柏、醋龟甲、猪脊髓组成）。功能主治:滋阴降火。用于阴虚火旺所致潮热盗汗,咳嗽咯血,耳鸣遗精。用法用量:口服。水蜜丸 1 次 6g,1 日 2~3 次;大蜜丸 1 次 1 丸,1 日 2 次。

（3）河车大造丸^(医保目录)（由紫河车、熟地黄、天冬、麦冬、杜仲、牛膝、黄柏、醋龟甲组成）。功能主治:滋阴清热,补肾益肺。用于肺肾两亏所致骨蒸潮热,盗汗遗精,腰膝酸软者。用法用量:口服。1 次 1 丸,1 日 2 次。

2. 肾阳亏虚证

〔证候〕主症:精神倦怠;嗜卧,腰膝酸冷而痛,畏寒喜暖,体力不支。次症:性欲减退,阳痿或早泄,阴冷囊缩,面色㿠白,或轻度浮肿。舌脉:舌淡,苔薄白,脉沉弱。

〔治则〕温补肾阳。

〔方药〕右归丸。

〔中成药〕（1）右归丸^(药典)（由熟地黄、炮附片、肉桂、山药、山茱萸、菟丝子、鹿角胶、枸杞子、当归、杜仲组成)。功能主治:温补肾阳,填精止遗。用于肾阳不足,命门火衰所致腰膝酸冷,精神不振,怯寒畏冷,阳痿遗精,大便溏薄,尿频而清。用法用量:口服。小蜜丸1次9g,大蜜丸1次1丸,1日3次。

(2) 复方玄驹胶囊^(指南推荐)(由黑蚂蚁、淫羊藿、枸杞子、蛇床子组成)。功能主治:温补肾阳,填精止遗。功能主治:温肾壮阳益精,祛风湿。用于肾阳虚,症见神疲乏力,精神不振,腰膝酸软,少腹阴器发凉,精冷滑泄,肢冷尿频,性欲低下,功能性勃起功能障碍等。用法用量:口服。1次3粒,1日3次。疗程4周。

(3) 依木萨克片^(指南推荐)[由欧白及、人工麝香、龙涎香、西红花、马钱子(制)、乳香、牛鞭、肉豆蔻、丁香、罂粟壳、高良姜组成]。功能主治:补肾壮阳,益精固涩。用于肾阳不足所致阳痿、早泄、滑精、遗尿及神经衰弱。用法用量:口服。口服,1次2~3片,1日1次,晚饭后服用。

3. 心肾不交证

〔证候〕主症:心烦不宁,健忘多梦,心悸怔忡;次症:腰膝酸软,遗精阳痿,五心烦热,盗汗。舌脉:舌红,苔薄黄,脉细数。

〔治则〕滋阴降火,交通心肾。

〔方药〕交泰丸合天王补心丹。

〔中成药〕(1) 天王补心丹^(医保目录)(由丹参、当归、石菖蒲、党参、茯苓、五味子、麦冬、天冬、地黄、玄参、远志、酸枣仁、柏子仁、桔梗、甘草、朱砂组成)。功能主治:滋阴养血,补心安神。用于心阴不足,心悸健忘,失眠多梦,大便干燥。用法用量:口服,1次1丸,1日2次。

(2) 朱砂安神丸^(药典)(由朱砂、黄连、生地黄、当归、甘草组成)。功能主治:清心养血,镇惊安神。用于心火偏亢,灼伤阴血的心神不安证,症见胸中烦热,心悸不宁,失眠多梦。用法用量:口服,1次6g(约30丸),1日1~2次。

(3) 柏子养心丸^(药典)(由柏子仁、党参、炙黄芪、川芎、当归、茯苓、制远志、酸枣仁、肉桂、醋五味子、半夏曲、炙甘草、朱砂组成)。功能主治:补气,养血,安神。用于心气虚寒,心悸易惊,失眠多梦,健忘。用法用量:口服。水蜜丸1次6g,小蜜丸1次9g,大蜜丸1次1丸,1日2次。

4. 肾阴阳两虚证

〔证候〕主症:头晕耳鸣,失眠健忘,喜怒无常;次症:烘热汗出,畏寒怕冷,浮肿便溏,腰膝酸软,性欲减退。舌脉:舌淡苔薄,脉细数。

〔治则〕调补肾阴肾阳。

〔方药〕二仙汤。

〔中成药〕龟鹿二仙膏^(药典)(由龟甲、鹿角、党参、枸杞子组成)。功能主治:

温肾益精,补气养血。用于肾虚精亏所致的腰膝酸软、遗精、阳痿。用法用量:口服。1次15~20g,1日3次。

5. 肝郁脾虚证

〔证候〕**主症:**情志抑郁或急躁易怒,胸胁胀满窜痛,善太息,纳呆腹胀,便溏不爽,肠鸣矢气;**次症:**阳痿,早泄,性欲减退。**舌脉:**舌淡苔薄白,脉弦。

〔治则〕疏肝解郁,健脾和营。

〔方药〕逍遥散。

〔**中成药**〕(1)逍遥丸^(药典)(由柴胡、当归、白芍、炒白术、茯苓、炙甘草、薄荷、生姜组成)。功能主治:疏肝健脾,养血调经。用于肝郁脾虚所致的郁闷不舒、胸胁胀痛、头晕目眩、食欲减退、月经不调。用法用量:口服,1次6~9g,1日2次。

(2)疏肝益阳胶囊^(医保目录)(由蒺藜、柴胡、蜂房、地龙、水蛭、九香虫、紫梢花、蛇床子、远志、肉苁蓉、菟丝子、五味子、巴戟天、蜈蚣、石菖蒲组成)。功能主治:疏肝解郁,活血补肾。用于肝郁肾虚和肝郁肾虚兼血瘀证所致功能性阳痿和轻度动脉供血不足性阳痿,症见阳痿,阴茎痿软不举或举而不坚,胸闷善太息,胸胁胀满,腰膝酸软,舌淡或有瘀斑,脉弦或弦细。用法用量:口服。1次4粒,1日3次,4周为一疗程。

(3)越鞠丸^(药典)(由醋香附、川芎、炒栀子、苍术、六神曲组成)。功能主治:疏肝解郁,活血补肾。用于理气解郁,宽中除满。用于胸脘痞闷,腹中胀满,饮食停滞,嗳气吞酸。用法用量:口服。1次6~9g,1日2次。

四、单验方

杨慧敏(北京中医医院)**验方**　茯苓15g、陈皮12g、法半夏10g、枳壳9g、竹茹15g、丹参15g、甘草6g、大枣7枚。功效:化痰理气,活血化瘀。用于男性更年期综合征肾气虚弱为主,痰瘀内阻为标者。

第七章 性传播疾病

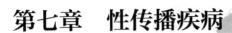

第一节 淋病

淋病是因性接触感染淋病双球菌而引起的黏膜(主要是泌尿生殖道黏膜)化脓性炎症的一种传染病。主要通过性交传染,但污染的衣裤、被褥、寝具、浴盆和手在传染中亦起一定作用。常在局部扩散感染,亦可入血形成全身性或系统性感染。临床上一般可分为无合并症淋病(单纯性淋病)和有合并症淋病(复杂性淋病)。前者多为急性淋病,后者多为慢性淋病。

本病属于中医学"花柳""毒淋"等范畴。

一、诊断要点

临床上一般可分为单纯性淋病和复杂性淋病。有不洁性交史,潜伏期1~15日,多为3~5日。

(一)临床表现

1. 无合并症淋病 ①男性急性淋病:潜伏期一般为2~10天,平均3~5天。开始尿道口灼痒、红肿及外翻。排尿时灼痛,伴尿频,尿道口有少量黏液性分泌物。3~4天后,尿道黏膜上皮发生多数局灶性坏死,产生大量脓性分泌物,排尿时刺痛,龟头及包皮红肿显著。尿道中可见淋丝或血液,晨起时尿道口可结脓痂。伴轻重不等的全身症状。②男性慢性淋病:一般多无明显症状,当机体抵抗力减低,如过度疲劳、饮酒、性交时,即可出现尿道炎症状。

2. 有合并症淋病 常因急性淋病治疗不彻底转化而成。

男性可合并淋菌性前列腺炎、精囊腺炎、附睾炎和尿道狭窄,急性时可表现为发热、尿频尿痛、前列腺肿大;慢性则表现为腰酸痛、小腹部不适、会阴坠胀,晨起尿道口有"糊口"致小便分叉,有时小便可出现丝样絮状物即"淋丝"。合并附睾炎时则有单侧附睾肿大疼痛及压痛。

（二）辅助检查

脓性分泌物涂片、革兰氏染色、镜检或培养阳性。

（三）鉴别诊断

本病需与非淋菌性尿道炎、软下疳、包皮龟头炎、非特异性尿道炎等疾病鉴别。

二、西医治疗要点

（一）一般治疗

1. 性隔离　禁止性生活。

2. 休息　伴有高热,严重合并症的患者要适当休息,必要时应卧床休息。

3. 维持水、电解质、糖水化合物的平衡,补充高糖,高蛋白饮食。

4. 用洁阴洗液清洗,消毒、抑菌。

（二）西药治疗

1. 及时、足量、规范使用抗生素。

2. 有条件的最好做药敏试验,指导临床用药。

3. 临床上一般给予头孢曲松、大观霉素或头孢噻肟。

4. 次选方案为其他第三代头孢菌素类,如已证明其疗效较好,亦可选作替代药物。

5. 如果沙眼衣原体感染不能排除,加上抗沙眼衣原体感染药物。

（三）外治疗法

1. 矾冰液浸洗　每日 2~3 次,每次 10~15 分钟。

2. 土茯苓合剂　土茯苓、苦参、地肤子各 30g,煎水熏洗患处。

3. 1：5 000~1：8 000 高锰酸钾溶液浸洗会阴部或尿道外口。

4. 洁尔阴溶液外洗。

5. 针灸治疗　①淋病急慢性期,采用强刺激手法,取关元、气海、八髎、三阴交。②慢性淋病性膀胱炎:针刺肾俞、中极、膀胱俞、三阴交,用平补平泻手法。每日 1 次。

（四）其他疗法

1. 前列腺按摩　伴有慢性前列腺炎或精囊炎时,可定期做前列腺按摩,每周 1~2 次。

2. 慢性前列腺炎经抗淋治疗后,仍有前列腺增生及尿道不适患者,可做前列腺微波治疗。

三、中成药应用

(一) 基本病机

因宿娼恋色或用污染之器具,湿热秽浊之气由下焦前阴窍口入侵,阻滞膀胱及肝经,局部气血运行不畅,湿热熏蒸,精败肉腐,气化失司而成本病;病久及肾,导致肾阴亏虚,瘀结于内,由实转虚。形成虚证或虚实夹杂之证。

(二) 辨证分型使用中成药

淋病常用中成药一览表

证型	常用中成药
湿热毒蕴证	宁泌泰胶囊、泌淋清胶囊、黄柏八味片
阴虚毒恋证	知柏地黄丸、裸花紫珠胶囊

1. 湿热毒蕴证

〔**证候**〕**主症**:尿道口红肿、溢脓、尿频、尿急、尿痛,尿液混浊如脂。**次症**:可伴有发热等全身症状。**舌脉**:舌红,苔黄腻,脉滑数。

〔**治则**〕清热利湿,解毒化浊。

〔**方药**〕龙胆泻肝汤合程氏萆薢分清饮。

〔**中成药**〕(1) 宁泌泰胶囊^(医保目录)(由四季红、芙蓉叶、仙鹤草、大风藤、白茅根、连翘、三棵针组成)。功能主治:清热解毒,利湿通淋。用于湿热蕴结所致淋证,症见小便不利,淋沥涩痛,尿血,以及下尿路感染、慢性前列腺炎见上述证候者。用法用量:口服,1 次 3~4 粒,1 日 3 次;7 天为 1 个疗程。

(2) 泌淋清胶囊^(医保目录)(由四季红、黄柏、酢酱草、仙鹤草、白茅根、车前草组成)。功能主治:清热解毒,利尿通淋。用于湿热蕴结所致的小便不利,淋沥涩痛,尿血,急性非特异性尿路感染,前列腺炎见上述证候者。用法用量:口服,1 次 3 粒,1 日 3 次。

(3) 黄柏八味片^(医保目录)(黄柏、香墨、栀子、甘草、红花、荜茇、牛胆粉、黑云香组成)。功能主治:清热燥湿、凉血止血。用于:①急慢性肾盂肾炎、膀胱炎等尿路感染,精浊(急慢性前列腺炎)、精癃(前列腺增生),尿血,淋证,癃闭,遗精;②淋病,急慢性湿疹,皮炎,疱疹,以及各种疮疡肿毒等。用法用量:口服,1 次 3~6 片,1 日 2~3 次。

2. 阴虚毒恋证

〔**证候**〕**主症**:小便不畅、短涩,淋沥不尽;尿道口少许黏液;**次症**:腰酸腿软,五心烦热,食少纳差。**舌脉:**舌红,苔少,脉细数。

〔**治则**〕滋阴降火,兼清湿毒。

〔**方药**〕知柏地黄汤加减。

〔**中成药**〕(1)知柏地黄丸^(药典)[由知母、黄柏、熟地黄、山茱萸(制)、牡丹皮、山药、茯苓、泽泻组成]。功能主治:滋阴降火。用于阴虚火旺,潮热盗汗,口干咽痛,耳鸣遗精,小便短赤。用法用量:口服。水蜜丸1次6g,小蜜丸1次9g,大蜜丸1次1丸,1日2次。

(2)裸花紫珠胶囊^(国产药品数据库)(由裸花紫珠组成)。功能主治:消炎、解毒、收敛、止血。用于细菌性感染引起的炎症,急性传染肝炎,呼吸道和消化道出血等多种出血。用法用量:口服,1次3~5粒,1日3~4次。

四、单验方

1. 急性淋病经验方 萆薢解毒汤。

萆薢10g、黄柏10g、滑石10g、土茯苓30g、瞿麦10g、鱼腥草30g、王不留行10g、生甘草6g。功效:清利湿毒。

2. 慢性淋病 鱼腥草30g、土茯苓30g、丹参30g、马鞭草30g、莪术15g、琥珀粉6g(吞服)。

3. 聂惠民验方(北京中医药大学) 清淋汤。

泽泻15g、猪苓10g、茯苓10g、金银花15g、白术10g、竹叶10g、萹蓄10g、桂枝3g、甘草3g。功效:化气利水通淋。用于下泌尿道感染(输尿管炎、急性膀胱炎、复发性膀胱炎),症见:尿频、尿痛、尿急、排尿不畅、夜尿、下腹部不适等。

4. 王琦(北京中医药大学)经验方 猪苓20g、泽泻5g、黄柏15g、滑石25g,水煎服;或凤眼草25g、竹叶15g、灯心草5g,煎汤频服,治疗急、慢性淋病。

5. 单方 生姜1块,洗净横切0.2cm均匀薄片,外敷于患侧阴囊,盖上纱布,兜起阴囊,每日或隔日更换1次,治疗淋病性附睾炎。本法禁用有创口或溃破者。

第二节 非淋菌性尿道炎 •

非淋菌性尿道炎(NGU)是一种由淋球菌以外的多种病原微生物引起的泌尿生殖器黏膜化脓性炎症,主要通过性接触传播,其主要病原体为沙眼衣原体和解脲支原体。在欧美国家,NGU 的发病率占 STD 之首,近几年来我国 NGU 的发病率也明显上升,以性活跃期的青年多见,感染率最高的年龄段为 20~24 岁,女性多于男性。本章主要讨论男性非淋菌性尿道炎。

本病属于中医学"淋证""淋浊"的范畴。

一、诊断要点

NGU 的潜伏期一般为 1~5 周,平均为 2~3 周。

（一）临床表现

本病临床表现似淋病而症轻。主要表现为轻重不同的尿急、尿痛症状,有时出现尿频、尿道刺痒或排尿困难,尿道口潮红,有清晰的黏液性分泌物。如伴随出现并发症,则上述症状一般表现较为明显,常见并发症有附睾炎、睾丸炎、前列腺炎、Reiter 综合征等。有 30%~40% 的 NGU 患者可无症状或症状不典型,易引起误诊或漏诊。

（二）辅助检查

男性尿道分泌物革兰氏染色,高倍镜下多形核白细胞数 >5 个,尿沉渣高倍镜下白细胞计数 >15 个,尿白细胞酯酶试验阳性,淋球菌检查及培养阴性,有条件可分离培养支原体、衣原体等病原微生物。

（三）鉴别诊断

需与淋病性尿道炎、普通细菌感染的非特异性尿道炎等疾病鉴别。

二、西医治疗要点

（一）一般治疗

治疗期间不宜食用辛辣刺激性强的食物,应补充维生素提高尿道黏膜抵抗力,多饮水多排尿以冲刷尿道,及时清理尿道外口的分泌物。同时应重视女性配偶的相应治疗,防止延误治疗或复发;治疗期间禁忌性生活,在明确本病治愈后的 1 月内也不宜恢复性生活。

（二）西药治疗

常用药物为抗生素,可选用阿奇霉素、多西环素、红霉素等,有并发症或复发患者可用甲硝唑联合红霉素。

三、中成药应用

（一）基本病机

中医认为非淋菌性尿道炎的基本病机是湿热秽毒阻滞下焦,蕴结膀胱,导致膀胱气化不利;湿毒久恋不解,或复感湿热秽毒,化火伤阴,病延日久,虚实夹杂。

（二）辨证分型使用中成药

非淋菌性尿道炎常用中成药一览表

证型	常用中成药
阴虚火旺证	知柏地黄丸、杞菊地黄丸
肝经湿热证	龙胆泻肝丸、八正合剂、清淋颗粒
脾肾亏虚证	四君子丸/颗粒、香砂六君丸、补中益气丸

1. 阴虚火旺证

〔证候〕主症:小便淋沥时作,小便短赤、涩痛,尿频,尿急。次症:腰膝酸软无力,头晕耳鸣,潮热盗汗,口干口渴,手足心热,心悸烦躁,失眠多梦。舌脉:舌红,少苔,脉细数。

〔治则〕养阴清热。

〔方药〕知柏地黄汤加减。

〔中成药〕(1)知柏地黄丸[药典](由知母、黄柏、熟地黄、山药、山茱萸、泽泻、茯苓、牡丹皮组成)。功能主治:滋阴降火,由于阴虚火旺,潮热盗汗,口干咽痛,耳鸣遗精,小便短赤、涩痛。用法用量:口服。水蜜丸1次6g,小蜜丸1次9g,大蜜丸1次1丸,1日2次。

(2)杞菊地黄丸(浓缩丸)[药典](由枸杞、菊花、熟地黄、酒茱萸、山药、茯苓、泽泻、牡丹皮组成)。功能主治:滋养肝肾,用于肝肾阴亏,眩晕耳鸣,羞明畏光,迎风流泪,视物昏花,小便短赤、涩痛。用法用量:口服。1次8丸,1日3次。

2. 肝经湿热证

〔证候〕主症:小便涩滞,淋沥不畅,胁腹胀痛。次症:尿道内有灼热感及刺痛,少腹部坠胀不适。舌脉:舌质红,苔黄,脉细数。

〔治则〕清肝利湿。

〔方药〕龙胆泻肝汤或八正散。

〔中成药〕(1)龙胆泻肝丸[药典](由龙胆、黄芩、泽泻、盐车前子、地黄、柴胡、炒栀子、木通、酒当归、炙甘草组成)。功能主治:清肝胆,利湿热。用于肝胆湿热,头晕目赤,耳鸣耳聋,耳肿疼痛,胁痛口苦,小便短赤、涩痛。用法用量:

121

口服,1次3~6g,1日2次。

（2）八正合剂^{（药典）}（由瞿麦、炒车前子、萹蓄、大黄、滑石、川木通、栀子、甘草、灯心草组成）。功能主治：清热,利尿,通淋。用于湿热下注,小便短赤,淋沥涩痛,口燥咽干。用法用量：口服,1次15~20ml,1日3次,用时摇匀。

（3）清淋颗粒^{（药典）}（由瞿麦、木通、滑石、大黄、萹蓄、盐车前子、栀子、炙甘草组成）。功能主治：清热泻火,利水通淋。用于膀胱湿热所致的淋证、癃闭,症见尿频涩痛、淋沥不畅、小腹胀满、口干咽燥。用法用量：开水冲服。1次1袋,1日2次,小儿酌减。

3. 脾肾亏虚证

〔证候〕**主症**：病程长,复发次数较频,尿频。**次症**：口干自汗,精神倦怠,腰酸膝软。**舌脉**：舌质淡胖或红、齿痕,苔薄白,脉沉细数。

〔**治则**〕健脾益气,滋阴补肾。

〔**方药**〕四君子汤或香砂六君子汤。

〔**中成药**〕（1）四君子丸 / 颗粒^{（药典）}（由党参、茯苓、炒白术、炙甘草组成）。功能主治：益气健脾。用于脾胃气虚,胃纳不佳,食少便溏。用法用量：口服,1次3~6g,1日3次。

（2）香砂六君丸^{（药典）}（由木香、砂仁、党参、炒白术、茯苓、炙甘草、陈皮、姜半夏组成）。功能主治：益气健脾,和胃。用于脾虚气滞,消化不良,嗳气食少,脘腹胀满,大便溏泄。用法用量：口服,1次6~9g,1日2~3次。

（3）补中益气丸^{（药典）}（由炙黄芪、炙甘草、当归、柴胡、党参、炒白术、升麻、陈皮组成）。功能主治：补中益气,升阳举陷。用于脾胃虚弱、中气下陷证,症见体倦乏力、食少腹胀、便溏久泻、肛门下坠或脱肛、自汗、小便涩痛、尿频、病情反复不愈。用法用量：口服,小蜜丸1次9g,大蜜丸1次1丸,1日2~3次。

四、单验方

1. 聂惠民（北京中医药大学）**验方**　清淋汤。

泽泻15g、猪苓10g、茯苓10g、金银花15g、白术10g、竹叶10g、萹蓄10g、桂枝3g、甘草3g。功效：化气利水通淋。用于下泌尿道感染。

2. 王琦（北京中医药大学）**验方**　猪苓20g、泽泻5g、黄柏15g、滑石25g,水煎服;或凤眼草25g、竹叶15g、灯心草5g。功效：清热利湿通淋。用于非淋证属肝经湿热者。

梅毒 •

　　梅毒是由梅毒螺旋体引起的一种慢性传染性疾病。其特点是:梅毒螺旋体几乎可侵犯人体所有器官,早期主要表现为皮肤黏膜损害,晚期可造成骨骼及眼部、心血管、中枢神经系统等多器官组织的病变。主要通过性接触传播和血液传播,危害性极大。是《中华人民共和国传染病防治法》中,列为乙类防治管理的病种。

　　本病属于中医学"霉疮""疳疮""花柳病"等范畴。

一、诊断要点

　　一般有不安全的性接触史;孕产妇梅毒感染史;输注血液史。临床上可表现为一期梅毒、二期梅毒、三期梅毒、潜伏梅毒和先天梅毒。

(一)一期梅毒

　　主要表现为硬下疳(疳疮)和硬化性淋巴结炎(横痃),一般无全身症状。

(二)二期梅毒

　　1. 皮肤黏膜损害　其特点是分布广泛、对称,破坏性小,传染性强。主要表现为皮损、扁平湿疣、梅毒性白斑、梅毒性脱发和黏膜损害。

　　2. 骨损害　可发生骨膜炎及关节炎。

　　3. 眼梅毒　也可出现二期神经梅毒等。

(三)三期梅毒

　　此期特点病程长,易复发,除皮肤黏膜损害外,常侵犯多个脏器。

　　1. 三期皮肤梅毒　损害多为局限性、孤立性、浸润性斑块或结节,发展缓慢,破坏性大,愈后留有瘢痕。常见者有结节性梅毒疹、树胶样肿、近关节结节。

　　2. 三期黏膜梅毒主要见于口、鼻腔,为深红色浸润型。

　　3. 三期骨梅毒　以骨膜炎为多见,常侵犯长骨,但损害较轻;其次为骨树胶肿,常见于扁骨。

　　4. 三期眼梅毒　可发生虹膜睫状体炎、视网膜炎及角膜炎等。

　　5. 三期心血管梅毒　主要有梅毒性主动脉炎、梅毒性主动脉瓣闭锁不全、梅毒性主动脉瘤和梅毒性冠状动脉狭窄。

　　6. 三期神经梅毒、脑膜梅毒、脑血管梅毒及脊髓脑膜血管梅毒和脑实质梅毒可见麻痹性痴呆、脊髓痨、视神经萎缩等。

（四）潜伏梅毒

梅毒未经治疗或用药剂量不足，无临床症状，血清反应阳性，排除其他可引起血清反应阳性的疾病存在，脑脊液正常。

（五）先天梅毒（胎传梅毒）

母体内的梅毒螺旋体由血液通过胎盘传入胎儿血液中，导致胎儿感染的梅毒。

（六）辅助检查

梅毒螺旋体抗原血清试验阳性，或蛋白印迹试验阳性，均有利于诊断，聚合酶链反应检查梅毒螺旋体核糖核酸阳性；或取硬下疳、病损皮肤、黏膜损害的表面分泌物、肿大的淋巴结穿刺液在暗视野显微镜下见到梅毒螺旋体，均可确诊。

（七）鉴别诊断

1. 硬下疳与软下疳　后者病原菌为 Ducreyi 链杆菌；潜伏期短，发病急；炎症明显，基底柔软，溃疡较深，表而有脓性分泌物；疼痛剧烈；常多发。

2. 梅毒玫瑰疹与风热疮（玫瑰糠疹）　后者皮损为椭圆形，红色或紫红色斑，其长轴与皮纹平行，附有糠状鳞屑，常可见较大母斑；自觉瘙痒；淋巴结无肿大；梅毒血清反应阴性。

3. 梅毒扁平湿疣与尖锐湿疣　后者疣状赘生物呈菜花状或乳头状隆起，基底较细，呈淡红色；梅毒血清反应阴性。

二、西医治疗要点

西药治疗

1. 早期梅毒　水剂普鲁卡因青霉素 G、苄星青霉素、四环素或红霉素。
2. 晚期梅毒　水剂普鲁卡因青霉素 G、苄星青霉素、四环素或红霉素。
3. 胎传梅毒　普鲁卡因青霉素 G、苄星青霉素。

三、中成药应用

（一）基本病机

中医认为，淫秽疫毒，可与湿热、风邪杂合致病。传播方式主要是精化传染（直接传染），间有气化传染（间接传染）和胎中染毒。邪之初染，疫毒结于阴器及肛门等处，发为疳疮后疫毒内侵，伤及骨髓、关窍、脏腑，变化多端，证候复杂。

（二）辨证分型使用中成药

梅毒常用中成药一览表

证型	常用中成药
肝经湿热证	龙胆泻肝丸
血热蕴毒证	黄连胶囊
毒结筋骨证	五虎散
肝肾亏损证	六味地黄丸、知柏地黄丸
心肾亏虚证	六味地黄丸

1. 肝经湿热证

〔证候〕**主症**:多见于一期梅毒。外生殖器疳疮质硬而润,或伴有横痃,杨梅疮多在下肢、腹部、阴部。**次症**:口干口苦,小便黄赤,大便秘结。**舌脉**:舌质红,苔黄腻,脉弦滑。

〔**治则**〕清热利湿,解毒驱梅。

〔**方药**〕龙胆泻肝汤加减。

〔**中成药**〕龙胆泻肝丸^(药典)(由龙胆草、黄芩、泽泻、车前子、生地黄、柴胡、栀子、木通、当归、炙甘草组成)。功能主治:清肝胆,利湿热,用于肝胆湿热,头晕目赤,耳鸣耳聋,耳肿疼痛,胁痛口苦,尿赤涩痛,湿热带下。用法用量:口服,1 次 3~6g,1 日 2 次。

2. 血热蕴毒证

〔证候〕**主症**:多见于二期梅毒。周身起杨梅疮,色如玫瑰,不痛不痒,或见丘疹、脓疱、鳞屑。**次症**:口干口燥,口舌生疮,大便秘结。**舌脉**:舌质红绛,苔薄黄或少苔,脉细滑或细数。

〔**治则**〕凉血解毒,泻热散瘀。

〔**方药**〕清营汤合桃红四物汤加减。

〔**中成药**〕黄连胶囊^(药典)(主要由黄连组成)。功能主治:清热燥湿,泻火解毒。用于热毒蕴结所致的痢疾、黄疸,症见发热、黄疸、吐泻、纳呆、尿黄如茶、目赤吞酸、牙龈肿痛或大便脓血。用法用量:口服,1 次 2~6 粒,1 日 3 次。

3. 毒结筋骨证

〔证候〕**主症**:见于杨梅结毒。患病日久,在四肢、头面、鼻咽部出现树胶肿。**次症**:关节、骨骼作痛,行走不便,肌肉消瘦,疼痛夜甚。**舌脉**:舌质黯,苔薄白或灰或黄,脉沉细涩。

〔**治则**〕活血解毒,通络止痛。

〔**方药**〕五虎汤加减。

〔**中成药**〕五虎散^(药典)(由当归、红花、防风、制天南星、白芷组成)。功能主治:活血散瘀,消肿止痛。用法用量:温黄酒或温开水送服。1次6g,1日2次;外用,白酒调敷患处。

4. 肝肾亏损证

〔**证候**〕**主症**:见于三期梅毒脊髓痨者。患病可达数十年之久,逐渐两足瘫痪或痿弱不行,肌肤麻木或虫行作痒,筋骨窜痛。**次症**:腰膝酸软,小便困难。**舌脉**:舌质淡,苔薄白,脉沉细弱。

〔**治则**〕滋补肝肾,填髓息风。

〔**方药**〕地黄饮子加减。

〔**中成药**〕(1)六味地黄丸^(药典)(由熟地黄、酒萸肉、山药、牡丹皮、茯苓、泽泻组成)。功能主治:滋阴补肾。用于肾阴亏损,头晕耳鸣,腰膝酸软,骨蒸潮热,盗汗遗精,消渴。用法用量:口服,大蜜丸1次1丸,1日2次。

(2)知柏地黄丸(浓缩丸)^(药典)[由知母、熟地黄、牡丹皮、茯苓、黄柏、山茱萸(制)、山药、泽泻组成]。功能主治:滋阴降火。用于阴虚火旺,潮热盗汗,口干咽痛,耳鸣遗精,小便短赤。用法用量:口服。1次8丸,1日3次。

5. 心肾亏虚证

〔**证候**〕**主症**:见于心血管梅毒患者。症见心慌气短,神疲乏力。**次症**:下肢浮肿,唇甲青紫,腰膝酸软,动则气喘。**舌脉**:舌质淡有齿痕,苔薄白而润,脉沉弱或结代。

〔**治则**〕养心补肾,祛瘀通阳。

〔**方药**〕苓桂术甘汤加减。

〔**中成药**〕六味地黄丸^(药典)(由熟地黄、酒萸肉、山药、牡丹皮、茯苓、泽泻组成)。功能主治:滋阴补肾。用于肾阴亏损,头晕耳鸣,腰膝酸软,骨蒸潮热,盗汗遗精,消渴。用法用量:口服,大蜜丸1次1丸,1日2次。

四、单验方

1. 明·龚廷贤《鲁府禁方》 杨梅疮方。

土茯苓60g,金银花、皂角刺、归尾、白芷、白鲜皮、薏苡仁、防风、荆芥、木瓜、木通、连翘、羌活各3g。杨梅疮已发、未发者皆可服之。

2. 王琦、曹开镛等《中医男科学》 治梅毒方。

金银花 20g、当归 20g、威灵仙 15g、木通 10g、川芎 10g、防风 6g、苍术 10g、白鲜皮 15g、皂荚子 10g、木瓜 15g、薏苡仁 20g、甘草 6g。用于早期梅毒。

第四节 生殖器疱疹

生殖器疱疹是由单纯疱疹病毒感染所引起的一种常见的性传播疾病,其特点是:外阴生殖器出现集群或散在丘疹、小水疱、糜烂,自觉灼痛为主要表现。本病彻底治愈困难,主要通过性接触传播。本病属于中医学"热疮""臊疳""阴疮""阴疳"的范畴。

一、诊断要点

(一)症状

本病好发于 25~45 岁性活跃人群。男性多见于龟头、包皮、冠状沟和阴茎等处,偶见于尿道口。本病分为原发性、继发性、亚临床型生殖器疱疹三种表现。

(二)体征

局部检查:双侧腹股沟可见淋巴结肿大。

(三)辅助检查

疱疹病毒培养;单克隆抗体检测法;细胞学诊断;疱疹病毒血清学检测;核酸检测。

(四)鉴别诊断

1. 硬下疳 是一期梅毒疹,潜伏期 3~4 周,呈单发性硬结或溃疡,溃疡比生殖器疱疹深,基底呈软骨样硬度,无自觉疼痛及触痛,分泌物可检到梅毒螺旋体,梅毒血清反应阳性。

2. 软下疳 溃疡较深,疼痛,未经治疗不会自行消退;淋巴结肿大疼痛,可穿破;溃疡分泌物量较多,呈灰黄色或脓样,可检查到软下疳菌。

3. 带状疱疹 由水痘-带状疱疹病毒所致,一般有前驱症状,在生殖器部位发生簇集性水疱,伴有局部烧灼及神经痛,多侵犯单侧神经,水疱可糜烂在结痂,预后极少复发,无不洁性交史。

4. 外阴部固定红斑性药疹 发病与服药过敏有关,特别是服用磺胺类药物后,局部出现红斑、水疱、大疱、糜烂、溃疡,自觉瘙痒难忍,通过抗过敏治疗明显有效。

二、西医治疗要点

(一) 治疗原则

本病目前无特效根治方法,治疗原则为缩短病程,减轻症状,防止复发和继发感染。治疗主要为抗病毒治疗结合局部用药。

(二) 全身治疗

核苷类(如阿昔洛韦、伐昔洛韦、更昔洛韦)是西医目前最有效的抗单纯疱疹病毒药物。此外,尚可选用其他抗病毒药物,如阿糖腺苷、聚肌胞或干扰素等。

(三) 局部治疗

局部要保持疱壁完整,清洁及干燥,避免继发感染。可外涂 5% 阿昔洛韦软膏,酞丁安软膏,每日 2 次。或 2% 龙胆紫溶液(甲紫)、30%~50% 氧化锌油,面积较大者可用 0.1% 硫酸锌溶液湿敷。局部出现细菌感染时,应选用敏感的抗生素。另外,复发性生殖器疱疹最好在出现前驱症状或损害出现 24h 内开始治理。

三、中成药应用

(一) 基本病机

本病由于房事不洁,素有湿热,湿毒侵染而成。

(二) 辨证分型使用中成药

生殖器疱疹常用中成药一览表

证型	常用中成药
肝经湿热证	龙胆泻肝丸、四妙丸
热毒内蕴证	黄连胶囊、热炎宁片
阴虚邪恋证	六味地黄丸、知柏地黄丸

1. 肝经湿热证

〔证候〕主症:生殖器部位出现红斑、群集小疱、糜烂或溃疡,灼痛、痒痛。次症:口干口苦,小便黄。舌脉:舌质红,苔黄腻,脉弦数。

〔**治则**〕清热利湿,养血解毒。

〔**方药**〕龙胆泻肝汤或四妙丸。

〔**中成药**〕(1)龙胆泻肝丸^(药典)(由龙胆、黄芩、泽泻、盐车前子、地黄、柴胡、炒栀子、木通、酒当归、炙甘草组成)。功能主治:清肝胆,利湿热。用于肝胆湿热,头晕目赤,耳鸣耳聋,耳肿疼痛,胁痛口苦,尿赤涩痛,湿热带下。用法用量:口服,1次3~6g,1日2次。

(2)四妙丸^(药典)(由盐黄柏、苍术、牛膝、薏苡仁组成)。功能主治:清热利湿。用于湿热下注所致的痹证,症见足膝红肿、筋骨疼痛。用法用量:口服。1次6g,1日2次。

2. **热毒内蕴证**

〔**证候**〕**主症**:阴部疱疹糜烂,脓液腥臭,灼热疼痛明显。**次症**:发热恶寒,头痛,纳差,口干口苦等。**舌脉**:舌质红,苔黄腻,脉数。

〔**治则**〕清热解毒,利湿凉血。

〔**方药**〕五味消毒饮或黄连解毒汤。

〔**中成药**〕(1)黄连胶囊^(药典)(由黄连组成)。功能主治:清热燥湿,泻火解毒。用于湿热蕴毒所致的痢疾、黄疸,症见发热、黄疸、吐泻、纳呆、尿黄如茶、目赤吞酸、牙龈肿痛或大便脓血。用法用量:口服,1次2~6粒,1日3次。

(2)热炎宁片^(药典)(由蒲公英、虎杖、北败酱、半枝莲组成)。功能主治:清热解毒。用于外感风热、内郁化火所致的风热感冒、发热、咽喉肿痛、口苦咽干、咳嗽痰黄、尿黄便结;化脓性扁桃体炎、急性咽炎、急性支气管炎、单纯性肺炎见上述证候者。用法用量:口服,1次3~6片,1日2~4次;或遵医嘱。

3. **阴虚邪恋证**

〔**证候**〕**主症**:生殖器反复出现潮红、水疱、糜烂、溃疡、日久不愈,遇劳复发。**次症**:神疲乏力,腰膝酸软,心烦口干,五心烦热,失眠多梦。**舌脉**:舌质红,苔少或薄白,脉弦细数。

〔**治则**〕滋阴祛湿,解毒通络。

〔**方药**〕升麻鳖甲汤或黄连阿胶汤。

〔**中成药**〕(1)六味地黄丸^(药典)(由山药、牡丹皮、泽泻、熟地黄、酒萸肉、茯苓组成)。功能主治:滋阴补肾。用于肾阴亏损,头晕耳鸣,腰膝酸软,骨蒸潮热,盗汗遗精,消渴。用法用量:口服,水丸1次5g,水蜜丸1次6g,小蜜丸1次9g,大蜜丸1次1丸,1日2次。

(2)知柏地黄丸^(药典)(由知母、黄柏、熟地黄、山茱萸、牡丹皮、山药、茯苓、泽泻组成)。功能主治:滋阴降火。用于阴虚火旺,潮热盗汗,口干咽痛,耳鸣遗精,小便短赤。用法用量:口服。水蜜丸 1 次 6g,小蜜丸 1 次 9g,大蜜丸 1 次 1 丸,1 日 2 次。

四、单验方

1. 徐福松(江苏省中医院)**验方** 内服方。

丹皮 10g、丹参 10g、赤苓 10g、赤芍 10g、败酱草 15g、泽兰 10g、泽泻 10g、乌贼骨 10g、白芷 10g、青风藤 10g、川楝 10g、茜草根 10g、延胡索 10g、生甘草 5g、怀山药 12g、车前子 10g、防风 10g、防己 10g。功效:清热解毒,活血化瘀。用于生殖器疱疹证属热毒内蕴。

2. 徐福松(江苏省中医院)**验方** 外洗方。

苦参 20g、白芷 10g、地肤子 15g、石菖蒲 10g、黄柏 10g、金银花 10g、蛇床子 15g、野菊花 15g、猪苦胆 1 具。水煎,先熏后洗阴茎,每次 15 分钟。功效:清热解毒。用于生殖器疱疹证属热毒内蕴。

3. **单方一** 半枝莲适量,捣烂涂于患处,每日 2 次。

4. **单方二** 马齿苋适量,捣成茸状,涂于患处,每日 1 次。

第五节 尖锐湿疣

尖锐湿疣(condyloma acuminatum,CA)是由人类乳头瘤病毒所致,常发生在肛门及外生殖器等部位主要通过性行为传染。尖锐湿疣是全球范围内最常见的 STD 之一。国外发病率占性病的第二位,且仍有不断增加趋势;国内 2002 年报道发病率为 12.94/10 万。

本病属于中医学"臊疣""瘙瘊"的范畴。

一、诊断要点

有与尖锐湿疣患者不洁性交货生活接触史,潜伏期 1~8 个月,平均 3 个月。

(一) 症状

本病多发于青年男性,好发于冠状沟,包皮内、尿道口、肛门等处;少数可发生在腋窝、脐窝、趾间,乳房部。

（二）体征

初起局部出现少数淡红色丘疹,逐渐增大、增多,互相融合重叠形成大小不等的乳头状,菜花状,鸡冠状损害,质地较柔软,触之易出血,表面有灰白色污浊的分泌物。

（三）辅助检查

组织病理学检查有特异性。

（四）鉴别诊断

本病需和阴茎珍珠状丘疹、阴茎系带旁腺增生、皮脂腺异位症、假性湿疣、汗管瘤、大汗腺痒疹、传染性软疣、扁平湿疣、鲍温病样丘疹病,生殖器鳞状细胞癌等进行鉴别。

1. 阴茎珍珠状丘疹　发生在男性龟头冠状沟边缘的细小圆锥状、排列成单行或多行的、白色或淡红色小丘疹,不融合,无自觉症状;醋酸白试验阴性。

2. 阴茎系带旁腺增生　发生在男性系带两侧的白色或淡红色小丘疹,数目少,醋酸白试验阴性。

3. 皮脂腺异位症　皮损表现为群集针尖大小淡黄色小丘疹,醋酸白试验阴性。

二、西医治疗要点

（一）一般治疗

治疗原则为以局部去除疣体为主,辅助抗病毒和提高免疫功能药物。

（二）西药治疗

1. 外用药物　可选择5%咪喹莫特乳膏、0.5%鬼臼毒素酊、5% 5-氟尿嘧啶乳膏,注意局部不良反应及其处理。妊娠患者不宜应用。

2. 抗病毒和提高免疫功能药物　可选用干扰素、转移因子或胸腺素等。

（三）其他治疗

物理治疗,光动力治疗等。

三、中成药应用

（一）基本病机

中医认为尖锐湿疣病因病机可归结为性滥交或房室不洁,感受秽浊之毒,毒邪蕴聚,酿生湿热,湿热下注皮肤黏膜而产生赘生物。

（二）辨证分型使用中成药

尖锐湿疣常用中成药一览表

证型	常用中成药
湿毒下注证	龙胆泻肝丸、萆薢分清丸
湿热毒蕴证	黄连胶囊

1. 湿热下注证

〔证候〕**主症**：外生殖器或肛门等处出现疣状赘生物，色灰或褐或淡红，质软，表面秽浊潮湿，触之易出血，恶臭。**次症**：小便黄或不畅。**舌脉**：苔黄腻，脉滑或弦数。

〔治则〕利湿化浊，清热解毒。

〔方药〕龙胆泻肝汤加减。

〔中成药〕（1）龙胆泻肝丸^{（药典）}（由龙胆、柴胡、黄芩、炒栀子、泽泻、木通、盐炒车前子、酒炒当归、地黄、炙甘草组成）。功能主治：清肝胆，利湿热。用于肝胆湿热，头晕目赤，耳鸣耳聋，胁痛口苦，尿赤，湿热带下。用法用量：口服，1次3~6g，1日2次。

（2）萆薢分清丸^{（药典）}（由粉萆薢、石菖蒲、甘草、乌药、盐益智仁组成）。功能主治：用于分清化浊，温肾利湿。用法用量：1次6~9g，1日2次。

2. 湿热毒蕴证

〔证候〕**主症**：外生殖器或肛门等处出现疣状赘生物，色淡红，易出血，表面有大量秽浊分泌物，色淡黄，恶臭，瘙痒，疼痛。**次症**：小便色黄量少，口渴欲饮，大便干燥。**舌脉**：舌红，苔黄腻，脉滑数。

〔治则〕清热解毒，化浊利湿。

〔方药〕黄连解毒汤加减。

〔中成药〕黄连胶囊^{（药典）}（由黄连组成）。功能主治：清热燥湿，泻火解毒，用于湿热蕴毒所致的痢疾、黄疸。用法用量：1次2~6粒，1日3次。

四、单验方

1. 王琦（《王琦男科学》）单方

（1）鸦胆子、五倍子各5g，白矾、乌梅肉各20g，冰片1g，研泥和醋外涂。

（2）板蓝根注射液湿敷疣体，每次半小时，每日1~2次，连续10天。

（3）鸦胆子捣烂如泥，包敷疣体之上，3~5天换1次。

2. 徐福松(《徐福松实用中医男科学》)验方　内服加味四妙汤和轻乳散，外用加味苦参汤洗。

内服处方：生黄芪、当归、银花、生甘草、生地黄、天花粉、郁金、炙乳没、皂角刺、木贼草、马鞭草。外用处方：苦参、土茯苓、大黄、明矾、蛇床子、山慈菇、皂角刺、川朴。每日 2 次，10 天为 1 疗程，连用 3 个疗程。

3. 龚丽萍(《实用中医男科学》)验方　中药熏洗。

（1）苦参 30g、蛇床子 20g、生薏仁 20g、百部 20g、黄柏 20g、雄黄 15g、皂矾 15g，煎水熏洗。

（2）板蓝根 30g、紫草 30g、木贼草 30g、生薏仁 30g、香附 30g、马齿苋 30g、黄柏 30g、明矾 30g，煎水熏洗。

第六节　艾滋病

艾滋病全称是获得性免疫缺陷综合征（AIDS），是感染人类免疫缺陷病毒（HIV）所导致的机体进行性免疫抑制从而引起的各种严重的机会感染、肿瘤或其他危及生命的功能失调为特征的临床综合征。AIDS 主要通过性接触及血液、血液制品和母婴传播传染，由于传染性强，死亡率高，已引起全世界的高度重视。

本病属于中医学"疫疠""虚劳""癥瘕"等范畴。

一、诊断要点

（一）临床表现

本病潜伏期长短不一，可由 6 个月至 5 年或更久。感染 HIV 后，根据细胞免疫缺陷的程度不同，临床症状可分为艾滋病感染、艾滋病相关综合征、艾滋病期三个阶段。

1. 艾滋病感染　新近感染的患者约 90% 可完全没有症状，可发展为慢性淋巴结病综合征，表现为除腹股沟部位外，全身淋巴结中至少有 2 处以上持续肿大 3 个月以上。

2. 艾滋病相关综合征　可有 T 细胞免疫功能缺陷相关的临床症状和慢性淋巴结综合征，表现为长期的发热、体重减轻、疲乏、夜间盗汗及持续腹泻等，常伴有真菌、病毒或细菌性感染，如口腔念珠菌病、皮肤单纯疱疹、带状疱疹和脓皮病等。

3. 艾滋病期　临床表现为严重的细胞免疫缺陷所致的条件性感染和恶性肿瘤,如卡氏肺囊虫肺炎和卡波氏肉瘤。

（二）辅助检查

有免疫学检查、HIV 检测、HIV 抗体检测等。

二、西医治疗要点

艾滋病的治疗目前尚无特效的疗法。西医的免疫调节剂、抗病毒制剂及综合疗法的实施已能部分控制病情的发展,延长患者的存活时间,提高患者的生存质量。

（一）一般治疗

针对感染不同种类的病原微生物给予相应的抗感染治疗:如卡氏肺囊虫肺炎可用复方新诺明;鹅口疮可用氟康唑或伊曲康唑;念珠菌性食管炎局部可使用制霉菌素;带状疱疹可用阿昔洛韦;巨细胞病毒感染可用更昔洛韦;隐球菌性脑膜炎可用 20% 甘露醇或做脑室引流降颅压,抗生素可用二性霉素 B 等。

（二）西药治疗

1. 抗病毒化疗　核苷类逆转录酶抑制剂,如齐多夫定、扎西他滨、阿巴卡韦等;非核苷类逆转录酶抑制剂,如奈维拉平、地拉维定、依非韦伦等;蛋白酶抑制剂,如沙喹那韦、利托那韦等。

2. 免疫调节治疗　IL-2、IL-12、干扰素、粒细胞-巨噬细胞集落刺激因子等。

三、中成药应用

（一）基本病机

中医认为本病的发生由邪毒外袭和正气不足所致。其病机为邪盛与正虚共存,最终导致正气衰竭,五脏受损,阴阳离绝,邪毒为艾滋病毒,正虚主要为肾不藏精、肾亏体弱。中医中药可用于艾滋病的预防和治疗,针灸的整体调节功能在治疗中也能发挥一定的作用。

（二）辨证分型使用中成药

艾滋病常用中成药一览表

证型	常用中成药
肺卫受邪证	银翘散、银翘解毒丸 / 片 / 胶囊 / 颗粒、银蒲解毒片
肺肾阴虚证	百合固金丸 / 片 / 颗粒

续表

证型	常用中成药
脾胃虚弱证	补中益气丸 / 颗粒、参苓白术丸
脾肾亏虚证	济生肾气丸、桂附地黄丸 / 胶囊、四神丸 / 片
气虚血瘀证	脑心通胶囊、内消瘰疬片
窍闭痰蒙证	安宫牛黄丸、紫雪散、苏合香丸

1. 肺卫受邪证

〔**证候**〕见于急性感染期，**主症**：发热，畏寒，微咳。**次症**：身痛，乏力，咽痛。**舌脉**：舌淡红，苔薄白或薄黄，脉浮。

〔**治则**〕宣肺祛风，清热解毒。

〔**方药**〕银翘散加土茯苓、夏枯草。

〔**中成药**〕（1）银翘散[药典]（由金银花、连翘、桔梗、薄荷、淡豆豉、淡竹叶、牛蒡子、荆芥、芦根、甘草组成）。功能主治：辛凉宣肺，清热解毒。用于肺卫受邪证，症见发热头痛，口干咳嗽，咽喉疼痛。用法用量：温开水吞服或开水泡服，1 次 1 袋，1 日 2~3 次。

（2）银翘解毒丸 / 片 / 胶囊 / 颗粒[药典]（由金银花、连翘、桔梗、薄荷、淡豆豉、淡竹叶、牛蒡子、荆芥、甘草组成）。功能主治：疏风解表，清热解毒。用于风热感冒，症见发热头痛，咳嗽口干，咽喉疼痛。用法用量：丸剂用芦根汤或温开水送服，1 次 1 丸，1 日 2~3 次；片剂口服，1 次 4 片，1 日 2~3 次；胶囊口服，1 次 4 粒，1 日 2~3 次；颗粒开水冲服，1 次 1 袋，1 日 3 次。

（3）银蒲解毒片[药典]（由山银花、蒲公英、野菊花、紫花地丁、夏枯草组成）。功能主治：清热解毒。用于风热型急性咽炎，症见咽痛咽干，头身疼痛。用法用量：口服，1 次 4~5 片，1 日 3~4 次。

2. 肺肾阴虚证

〔**证候**〕多见于以呼吸系统症状为主的艾滋病早、中期患者，**主症**：发热、咳嗽、无痰或少量黏痰，或痰中带血，气短胸痛，动则气喘。**次症**：全身乏力，消瘦，口干咽痛，盗汗，全身可见淡红色皮疹，伴轻度瘙痒。**舌脉**：舌红，少苔，脉沉细数。

〔**治则**〕滋补肺肾，解毒化痰。

〔**方药**〕百合固金汤合瓜蒌贝母汤加虎杖、夏枯草、土大黄等。

〔**中成药**〕百合固金丸 / 片 / 颗粒[药典]（由百合、生地黄、熟地黄、麦冬、玄参、贝母、当归、白芍、桔梗、甘草组成)。功能主治:养阴润肺,化痰止咳。用于肺肾阴虚证,症见燥咳少痰,痰中带血,咽干喉痛。用法用量:口服,水蜜丸1次6g,小蜜丸1次9g,大蜜丸1次1丸,1日2次;片剂1次2g,1日3次;颗粒1次1袋,1日3次。

3. 脾胃虚弱证

〔**证候**〕多见于以消化系统症状为主者,**主症**:腹泻久治不愈,腹泻呈稀水状便,可有腹痛,可夹有脓血和黏液,里急后重常不明显。**次症**:发热,消瘦,全身乏力,食欲不振,恶心呕吐,口腔内生鹅口疮,吞咽困难。**舌脉**:舌淡有齿痕,苔白腻,脉濡细。

〔**治则**〕扶正祛邪,培补脾胃。

〔**方药**〕补中益气汤合参苓白术散加土茯苓、田基黄、猫爪草等。

〔**中成药**〕(1)补中益气丸/颗粒^(药典)(丸剂由炙黄芪、炙甘草、当归、柴胡、党参、炒白术、升麻、陈皮组成,颗粒由上药加生姜、大枣组成)。功能主治:补中益气,升阳举陷。用于脾胃虚弱、中气下陷所致的泄泻,症见体倦乏力、食少腹胀、便溏久泻不愈、肛门下坠或脱肛、消瘦、食欲不振。用法用量:口服,小蜜丸1次9g,大蜜丸1次1丸,1日2~3次;颗粒1次1袋,1日2~3次。

(2)参苓白术丸^(药典)(由人参、茯苓、炒白术、山药、白扁豆、莲子、薏苡仁、砂仁、桔梗、甘草组成)。功能主治:补脾气,益肺气。用于脾胃虚弱证,症见食少便溏,气短咳嗽,肢倦乏力。用法用量:口服,1次6~9g,1日2~3次。

4. 脾肾亏虚证

〔**证候**〕多见于晚期患者,预后差。**主症**:形体极度消瘦,神情倦怠,腰膝酸痛。**次症**:心悸气短,头晕目眩,四肢厥逆,食欲不振,恶心呕逆,腹泻剧烈,毛发枯槁,面色苍白。**舌脉**:舌质淡或胖,苔白,脉细无力。

〔**治则**〕温补脾肾,益气回阳。

〔**方药**〕肾气丸合四神丸加猪苓、炙甘草等。

〔**中成药**〕(1)济生肾气丸^(药典)(由熟地黄、山茱萸、牡丹皮、山药、茯苓、泽泻、肉桂、附子、牛膝、车前子组成)。功能主治:温肾化气。用于肾阳不足证,症见腰膝酸重,肾虚水肿,小便不利痰饮喘咳。用法用量:口服,水蜜丸1次6g,小蜜丸1次9g,大蜜丸1次1丸,1日2~3次。

(2)桂附地黄丸/胶囊^(药典)(由肉桂、附子、熟地黄、酒萸肉、牡丹皮、山药、茯苓、泽泻组成)。功能主治:温补肾阳。用于肾阳不足证,症见腰膝酸冷,肢体浮肿,小便不利或反多,痰饮喘咳。用法用量:口服,水蜜丸1次6g,小蜜丸1次9g,大蜜丸1次1丸,1日2次;胶囊1次7粒,1日2次。

（3）四神丸／片^(药典)（丸剂由肉豆蔻、补骨脂、五味子、吴茱萸、大枣组成，片剂由上药加干姜组成）。功能主治：温肾散寒，涩肠止泻。用于肾阳不足所致泄泻，症见肠鸣腹胀，五更泄泻，食少不化，久泻不止，面黄肢冷。用法用量：口服，丸剂1次9g，1日1~2次；片剂1次4片，1日2次。

5. 气虚血瘀证

〔证候〕以卡波氏肉瘤多见，**主症**：四肢、躯干部出现多发性肿瘤，瘤色紫黯，易于出血，淋巴结肿大。**次症**：乏力，气短懒言，面色苍白。**舌脉**：舌质黯，脉沉细无力。

〔治则〕补气化瘀，活血清热。

〔方药〕补阳还五汤、犀角地黄汤合消瘰丸加减。

〔中成药〕（1）脑心通胶囊^(药典)（由黄芪、赤芍、丹参、当归、川芎、桃仁、红花、醋乳香、醋没药、鸡血藤、牛膝、桂枝、桑枝、地龙、全蝎、水蛭组成）。功能主治：益气活血，化瘀通络。用于气虚血滞、脉络瘀阻证，症见半身不遂，肢体麻木，口眼歪斜，舌强语謇，胸闷心悸，气短。用法用量：口服，1次2~4粒，一日3次。

（2）内消瘰疬片^(药典)（由夏枯草、浙贝母、海藻、白蔹、天花粉、连翘、熟大黄、玄明粉、煅蛤壳、大青盐、枳壳、桔梗、薄荷脑、地黄、当归、玄参、甘草组成）。功能主治：化痰，软坚，散结。用于痰湿凝滞所致的瘰疬，症见皮下结块、不热不痛。用法用量：口服，1次4~8片，1日1~2次。

6. 窍闭痰蒙证

〔证候〕多见于出现中枢神经病症的晚期患者，**主症**：神志不清，或神昏谵语，项强惊厥，四肢抽搐，或伴癫痫或痴呆。**次症**：发热，头痛，恶心呕吐。**舌脉**：舌质黯或胖，或干枯，苔黄腻，脉细数或滑。

〔治则〕清热化痰，开窍通闭。

〔方药〕安宫牛黄丸、紫雪丹、至宝丹。寒甚者用苏合香丸。痰闭缓解后用生脉散益气养阴。

〔中成药〕（1）安宫牛黄丸^(药典)（由牛黄、水牛角浓缩粉、麝香或人工麝香、珍珠、朱砂、雄黄、黄连、黄芩、栀子、郁金、冰片组成）。功能主治：清热解毒，镇惊开窍。用于邪入心包，症见高热惊厥，神昏谵语。用法用量：口服。1次3g，1日1次；或遵医嘱。

（2）紫雪散^(药典)（由石膏、北寒水石、滑石、磁石、玄参、木香、沉香、升麻、甘草、丁香、芒硝、硝石、水牛角浓缩粉、羚羊角、人工麝香、朱砂组成）。功能主治：清热开窍，止痉安神。用于热入心包、热动肝风证，症见高热烦躁，神昏谵语，惊风抽搐,斑疹吐衄,尿赤便秘。用法用量:口服,1 次 1.5~3g,1 日 2 次。

(3)苏合香丸^(药典)(由苏合香、安息香、冰片、水牛角浓缩粉、人工麝香、檀香、沉香、丁香、香附、木香、乳香、荜茇、白术、诃子肉、朱砂组成)。功能主治:芳香开窍,行气止痛。用于痰迷心窍证,症见痰厥昏迷、中风偏瘫、肢体不利。用法用量:口服,1 次 1 丸,1 日 1~2 次。

(三)针灸疗法

针灸可以调动机体的免疫系统,提高抗病能力。可选关元、命门、腰俞、足三里、内关、合谷、曲池、百会、委中、列缺等穴位。

四、单验方

1. 曹开镛(《中医男科学》)**验方**　治艾滋病方。

沙参 15g、黄柏 10g、丹皮 10g、麦冬 20g、生地 15g、山药 20g、知母 10g、茯苓 10g、山萸肉 10g、五味子 10g、竹茹 10g、枇杷叶 10g、砂仁 6g。用于肺肾阴虚证,症见持续性低热,神疲乏力,咳嗽气喘,语言低微,自汗,咽喉疼痛,进行性消瘦,口干舌燥。

2. 曹开镛等(《中医男科学》)**验方**　治艾滋病方。

黄芪 20g、甘草 6g、木香 6g、党参 15g、陈皮 10g、白术 10g、当归 20g、远志 10g、茯苓 10g、龙眼肉 15g、升麻 6g、枣仁 15g。用于脾肾亏虚证,症见心悸、气短、恶心、腹泻、神疲乏力、头晕目眩,形体消瘦,舌质淡红,苔薄白,脉沉细无力。

3. 曹开镛等(《中医男科学》)**验方**　治艾滋病方。

羚羊角粉 1g、银花 15g、远志 10g、双钩藤 20g、黄芩 10g、菖蒲 10g、鳖甲 15g、生地 20g、仙鹤草 10g、知母 10g、龟甲 20g、连翘 15g、甘草 10g。用于窍闭痰蒙证,症见高热,吐血,尿血,便血;甚则神错,谵语,惊厥,抽搐,痴呆,癫痫,麻木不仁者。

4. **单方**　独参汤。用法:人参 30g,文火缓煎内服汤汁,可用于脾肾亏虚证。

五、预防

1. 加强对艾滋病防治知识的宣传普及。

2. 加强性道德观念的教育,杜绝不洁性行为,避免与 AIDS 病人、HIV 感染者及其他高危人群发生性接触,不与他人共用牙刷、剃须刀等可能被血液污染的物品。

3. 提倡使用一次性针头和注射器,手术器械必须严格消毒。

4. 所有输血用的血液必须进行 HIV 检测,提倡临床合理用血(制品)。

5. 严格选择供血者,HIV 检测应作为供血者的常规检查项目,防止血源传染。

6. 艾滋病病人或 HIV 阳性者应避孕,其出生的婴儿不应母乳喂养。

7. 加强入境检疫,严防艾滋病传入。

8. 加强心理治疗,创造良好环境,不歧视病人。

中成药索引

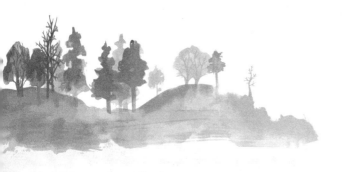

方剂索引

四画

五画

六画

（《医宗金鉴》）当归　熟地　川芎　白芍　桃仁　红花

消瘰丸 / 53,137

（《医学衷中参西录》）牡蛎（煅）　生黄芪　三棱　莪术　朱血竭　乳香　没药　龙胆草　玄参　浙贝母

逍遥散 / 3,9,20,88,110,115

（《太平惠民和剂局方》）甘草　当归　茯苓　芍药　白术　柴胡　生姜　薄荷

海藻玉壶汤 / 53

（《医宗金鉴》）海藻　陈皮　贝母　连翘　昆布　半夏　青皮　独活　川芎　当归　甘草　海带

柴胡疏肝散 / 12,15,88

（《景岳全书》）陈皮　柴胡　川芎　香附　枳壳　芍药　甘草

柴胡胜湿汤 / 34

（《张氏医通》）柴胡　羌活　茯苓　泽泻　升麻　生甘草　黄柏　龙胆草　麻黄根　汉防己　五味子　当归梢

桂枝茯苓丸 / 13

（《金匮要略》）赤芍　茯苓　桂枝　牡丹皮　桃仁

十一画

清营汤 / 125

（《温病条辨》）犀角（水牛角代替）　生地　银花　连翘　元参　黄连　竹叶心　丹参　麦冬

黄连解毒汤 / 49,129,132

（《外台秘要》）黄连　黄柏　黄芩　栀子

黄连阿胶汤 / 129

（《伤寒论》）黄连　黄芩　芍药　阿胶　鸡子黄

银翘散 / 135

（《温病条辨》）连翘　银花　苦桔梗　薄荷　竹叶　生甘草　荆芥穗　淡豆豉　牛蒡子

黄连清心饮 / 106

（《古今医鉴》）黄连　生地　归身　甘草　茯神　酸枣仁　远志　人参　石莲肉

十二画

散肿溃坚汤 / 56

（《普济方》）黄芩　龙胆　瓜蒌根　黄柏　酒知母　桔梗　昆布　柴胡　炙甘草　京三

棱　莪术　连翘　葛根　白芍　当归梢　黄连　升麻

程氏萆薢分清饮 / 16,106,118

（《医学心悟》）萆薢　文蛤粉　石韦　车前子　茯苓　灯心草　莲子心　石菖蒲　黄柏

犀角地黄汤 / 137

（《外台秘要》）犀角（水牛角代）　生地　芍药　丹皮

紫雪丹 / 137

（《外台秘要》）石膏　寒水石　滑石　磁石　水牛角　羚羊角　沉香　青木香　玄参　升麻　炙甘草　丁香　芒硝　硝石　麝香　朱砂　黄金

滋阴除湿汤 / 68

（《外科正宗》）川芎　当归　白芍　熟地　柴胡　黄芩　陈皮　知母　贝母　泽泻　地骨皮　甘草

十三画以上

膈下逐瘀汤 / 92,101

（《医林改错》）五灵脂　当归　川芎　桃仁　丹皮　赤芍　乌药　延胡索　甘草　香附　红花　枳壳

橘核丸 / 64

（《重订严氏济生方》）橘核　海藻　昆布　海带　川楝子　桃仁　厚朴　木通　枳实　延胡索　桂心　木香